ÉTUDE

SUR

LA CONTAGIOSITÉ

DE LA

PHTHISIE PULMONAIRE

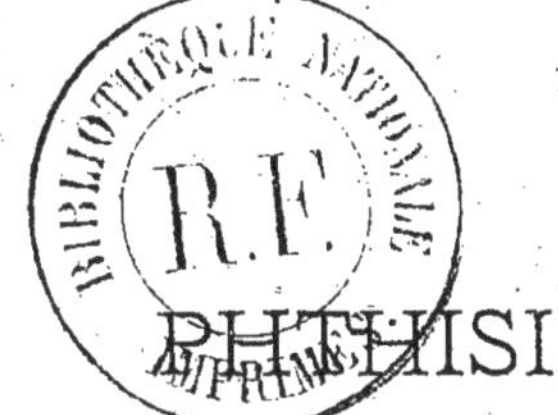

PAR

Le Dr DE MUSGRAVE CLAY ∝

PARIS

V. ADRIEN DELAHAYE et Cie LIBRAIRES-ÉDITEURS

PLACE DE L'ÉCOLE-DE-MÉDECINE

1879

ÉTUDE

SUR LA

CONTAGIOSITÉ DE LA PHTHISIE PULMONAIRE

CHAPITRE PREMIER.

APERÇU HISTORIQUE SUR LA CONTAGIOSITÉ DE LA PHTHISIE PULMONAIRE.

C'est dans la logique de Port-Royal, — si notre mémoire nous sert bien, — que nous avons trouvé cet axiome, que les Anglais appelleraient un « *truism*, » que la plupart du temps, lorsque les hommes se disputent entre eux, c'est faute de s'entendre. Ne voulant pas, dès la première page de ce travail, nous brouiller avec la logique, nous croyons devoir tout d'abord définir les termes mêmes que nous employons, et dire ce que nous entendons par *contagiosité* et par *phthisie pulmonaire*.

La *contagiosité* est pour nous la propriété que possède une maladie de se transmettre éventuellement d'un individu malade à un individu sain; il nous a semblé que la désinence même du mot excluait le caractère de fatalité ou de presque fatalité que revêtent, au point de vue de la contagion, les maladies éruptives, par exemple, vis-à-vis des sujets auxquels une atteinte préalable ou une inoculation (variole) n'a pas conféré l'immunité. — Nous avons dû rejeter le mot de transmissibilité qui aurait bien rendu notre pensée si, dans sa trop large acception, il n'eût compris l'hérédité.

Quant au terme « *phthisie pulmonaire*, » il comprend pour nous l'ensemble des lésions d'origine tuberculeuse dont le poumon peut être le siége, quelle que soit d'ailleurs la forme qu'elles revêtent. Cette définition indique suffisamment que nous nous rallions sans réserve à l'opinion des auteurs modernes, si nettement formulée par M. le professeur agrégé Grancher, et que nous admettons l'unité de la phthisie (1).

Ces définitions établies, nous pouvons aborder l'étude historique du sujet qui nous occupe. Mais, convaincu que, dans cette grave question de la contagiosité de la phthisie, c'est aux faits qu'il faut laisser la parole, — et le dernier mot, — nous traiterons brièvement cette partie de notre sujet ; d'ailleurs, ceux de nos lecteurs que ce côté de la question intéresserait d'une façon spéciale le trouveront traité avec beaucoup de soin et d'érudition dans deux mémoires que nous devons signaler : d'abord, dans une excellente thèse écrite en 1870 par le Dr Compin (Thèse de Paris, 1870, n° 53), à laquelle nous aurons souvent à faire d'utiles emprunts ; ensuite, dans un mémoire sur la contagion de la phthisie publié en 1874 dans le Montpellier médical, par le Dr Robert Moriez.

Un grand nombre d'auteurs anciens croyaient à la contagion de la phthisie. Aristote dit « qu'elle rend l'haleine

____

(1) Grancher. De l'unité de la phthisie. Thèse de Paris, 1873, n° 50.

corrompue et offensive, et que ceux qui la respirent en souffrent » (1). Hippocrate est partisan de la contagion, et Galien range la phthisie parmi les maladies qui peuvent se communiquer d'un individu à un autre (2). Sennert pense de même, et Morton, dont la Phthisiologie se lit encore aujourd'hui avec fruit, écrit les lignes suivantes : « Contagium etiam hunc morbum propagat. Hic enim af-« fectus (uti frequentiâ experientiâ observavi) lecti socios « miasmate quodam sicuti febris maligna, inquinat » (3). Et plus loin, il insiste sur ce fait que la phthisie acquise par contagion est plus difficile à guérir, plus aiguë et plus mortelle. Valsalva, lui aussi, croit à la contagion, et son immortel élève, Morgagni, partage sa croyance et sa timidité (4).

Emale (5) craint qu'un enfant tuberculeux ne puisse communiquer la phthisie à sa nourrice.

Citons encore, dans le camp des partisans de la contagion, Rhazès, Frank, Rivière, Fracastor, Fernel, Van Swieten, Zimmermann, Holler.

Jeannet des Longrois (1781), régent de la Faculté de Paris, raconte qu'on fit brûler sur la place publique, en 1750, à Nancy, les hardes d'une femme atteinte de « pulmonie » pour avoir couché souvent dans le lit d'une poitrinaire.

Portal, Anglada, rappellent que dans les contrées méridionales, on a coutume de brûler tout ce qui a appartenu aux phthisiques.

(1) Copland. Dict. méd., t. III, p. 1136.
(2) Beau. De la contagion dans les maladies. Thèse de concours, 1851.
(3) Richard Morton. Opera medica. Lugduni 1697. Phthisiologia, lib. II, cap. I, p. 27.
(4) De sedibus et causis morborum. Lettre XXII.
(5) Journal médical, 1783.

Baumès, Lafont Gouzi, se déclarent partisans de la contagion.

Trousseau, analysant en 1845, dans le Journal de médecine, un ouvrage du D' Bernardeau (qui était contagionniste), dit qu'il faut savoir gré à l'auteur « d'avoir rappelé une opinion peut-être légèrement proscrite, » et exprime le vœu que « la communicabilité de la phthisie pulmonaire puisse redevenir au moins une question. »

Enfin, en 1859, le D' Tholozan, dans les conclusions d'un mémoire où il étudiait la phthisie dans l'armée (1), écrit ce qui suit : « Si l'opinion que j'énonce ici se confirme, il faudra à l'avenir considérer la phthisie des armées plutôt comme une maladie spécifique, infectieuse, que comme une affection organique, diathésique, héréditaire. La pathologie, éclairée par l'hygiène, aurait ainsi à modifier une de ses croyances les plus absolues, et cette réforme seconderait à son tour et généraliserait un des progrès les plus importants de l'hygiène. »

Andral, dans les notes qu'il a ajoutées aux œuvres de Laënnec, s'exprime ainsi : « On a sans doute singulièrement exagéré la facilité de la contagion de la phthisie. Cependant, est-il sage de la nier absolument et dans tous les cas ? » (2)

Le D' Boisseau (in Archives de médecine 1848), professeur au Val-de-Grâce, qui n'est pas contagionniste, reconnaît que la phthisie était inconnue chez certaines peuplades avant leur contact avec les Européens.

Le D' Budd (de Clifton) (3) rapporte que, lors de la découverte des îles de la mer du Sud, la tuberculose y était inconnue. Le D' Rush (de Philadelphie) assure que lors

(1) Tholozan. Gaz. méd. de Paris, 1859, p. 411.
(2) Laennec. T. II, p. 79. Edit. d'Andral.
(3) Lancet, 1867, 12 oct. t. II, p. 453.

de la découverte de l'Amérique, les habitants ne connaissaient pas la phthisie. Le Dr James Rawlins (1) appelle l'attention sur les progrès effrayants que fait la tuberculose chez les hommes de couleur. « Jusqu'à ces dix dernières années, dit-il, la tuberculose n'était pas plus fréquente chez les noirs que chez les blancs, et, en vérité, il eût semblé même *que le mélange des races constituât une cause prédisposante, car les Africains, qui ne se croisaient pas jouissaient d'un certain degré d'immunité ;* mais, depuis, le contraire a lieu, et l'affection se montre surtout sous une forme aiguë. »

M. Rabuteau (2), tout en faisant à l'alcoolisme une part aussi large que légitime dans l'étiologie de la phthisie chez les sauvages, dit que la plupart des peuplades sont si convaincues que la phthisie leur vient d'Europe, que les femmes refusent toute relation avec les Européens.

Signalons encore ce fait que les Arabes croient à la contagion de la tuberculose (3).

Mais revenons en Europe, et, parmi les partisans de la contagion, nous trouverons encore Michel Lévy, le professeur Fonssagrives (4), le Dr Budd (de Clifton), qui signale, en terminant son remarquable mémoire (loc. cit.), « la façon dont la phthisie prédomine dans les couvents, les harems, les casernes, les pénitenciers, etc., c'est-à-dire précisément dans les conditions sociales connues comme les plus favorables à la propagation des maladies zymotiques. »

Le Dr Bonnet de Malherbe, auquel un long séjour dans les stations pyrénéennes a donné une compétence particu-

(1) Med. and surg. Reporter, 29 mai 1875. Analysé in France médicale, 14 août 1875.

(2) Association française pour l'avancement des sciences. Congrès de Paris, séance du 29 août 1878.

(3) Journal humoristique d'un médecin phthisique, par le Dr X..., chap. XXIX, p. 324.

(4) Gaz. hebdom., 1868, 10 janvier, n° 2, p. 17.

lière, nous disait un jour que, pour lui, il est certain que la phthisie peut se transmettre par les rapports entre conjoints, et que, lorsque l'un des deux conjoints est tuberculeux, le médecin ne doit pas hésiter à proscrire absolument les relations intimes (1).

Dans une lettre qu'il nous a fait l'honneur de nous écrire il y a quelques jours, le Dr Burdel nous apprend qu'il a observé deux ou trois cas de contagion, et nous ne pouvons que regretter le hasard qui n'a pas permis à ce médecin distingué de nous les communiquer en temps utile pour qu'ils figurent dans ce travail.

Mentionnons enfin les résultats obtenus par le Dr Bowditch, qui, ayant adressé à 210 de ses confrères de l'Etat de Massachussets une série de questions relatives à l'étiologie de la tuberculose, a reçu, en ce qui touche la contagion ou infection de la phthisie, les réponses suivantes : *Cent-dix* médecins croient aux propriétés contagieuses ou infectieuses de cette maladie. Quarante-cinq nient ces propriétés. Vingt-sept restent dans le doute. Enfin vingt-huit n'ont pas répondu (2).

Cependant, plusieurs années avant l'époque à laquelle appartiennent les auteurs que nous venons de citer, un fait considérable dans l'histoire de la phthisie s'était produit à l'Académie de médecine. Le 5 décembre 1865, M. Villemin faisait connaître à la savante compagnie le résultat de ses premières expériences sur l'inoculabilité du tubercule.

Ce fut toute une révolution dans la phthisiologie, révolution d'autant plus brusque, d'autant plus hardie qu'elle

(1) Communication orale.

(2) Bowditch, in Practitioner, 1873, vol. XI, p. 69. Ajoutons que, pandant la rédaction de ce travail, nous avons vu dans le *Saint-Louis clinical Record* (juillet 1879, p. 108) que le Dr W. Porter vient d'adresser à ses confrères une requête analogue.

venait combattre au nom des faits la doctrine de la dualité de la phthisie, dont Virchow s'était fait l'ardent défenseur. Or, c'était précisément le moment où le professeur de Berlin régnait pour ainsi dire sur la science, et où commençait à faire fortune cette phrase de Niemeyer : « Le plus grand malheur qui puisse arriver à un phthisique, c'est de devenir tuberculeux, » phrase dont on faisait déjà presque un axiome et qui n'était que la formule ingénieuse d'une théorie qui ne devait pas survivre.

L'Académie devait s'émouvoir, elle s'émut en effet des recherches de M. Villemin; et c'est alors que, sous son inspiration ou en dehors d'elle, de nombreux expérimentateurs cherchèrent à vérifier les résultats annoncés par le médecin du Val-de-Grâce.

Nous ne pouvons pas faire ici l'historique des expériences, ou, pour mieux dire, des séries d'expériences qui furent instituées dans ce but : il faudrait un temps et une place dont nous ne disposons pas. Disons seulement que les résultats obtenus ne furent pas toujours concordants, que parfois des inoculations tuberculeuses restèrent sans résultat, tandis que des inoculations non tuberculeuses purent parfois provoquer l'éclosion de la phthisie ; les résultats contradictoires ont jeté le doute dans les meilleurs esprits, et c'est à cause d'eux que la spécificité de la tuberculose n'est pas encore universellement adoptée.

Pour nous, s'il nous était permis, dans ce grand débat qui dure encore, de faire connaître notre opinion, nous dirions que les résultats négatifs ne nous paraissent pas infirmer les résultats positifs, et que les cas dans lesquels on a pu rendre des animaux tuberculeux en leur inoculant du pus non tuberculeux prouvent que d'autres agents que les agents tuberculeux peuvent produire, dans certains cas, du tubercule, mais ne démontrent pas que la tuberculose ne soit pas inoculable. Dans une communication très-intéressante d'ailleurs, M. le professeur Parrot, comblant une lacune laissée par les expérimentateurs qui l'avaient précédé, a très-nettement fait ressortir les caractères qui distinguent les résultats des inoculations tuberculeuses de ceux des inoculations avec le pus ordinaire ou tout autre agent irritant. Sans entrer dans la discussion des faits, nous croyons devoir reproduire les conclusions de cet important mémoire. M. Parrot signale deux faits nouveaux :

« Le premier a trait à la durée de la vie après l'inoculation ; elle est très-différente chez les animaux inoculés avec des produits non tuberculeux, et chez ceux qui ont reçu sous la peau du tubercule. Tandis, en effet, que chez les premiers, elle a été en moyenne de six mois, chez les autres elle n'a été que de deux mois. La matière tuberculeuse tuerait donc les cobayes par le même procédé que le pus, le favus ou toute autre substance capable de produire une tuberculisation généralisée ; mais elle tuerait infiniment plus vite ; son activité toxique serait de beaucoup supérieure à celle de ces matières.

« Le second fait se rapporte à la plaie d'inoculation et aux ganglions voisins. Chez les cochons d'Inde qui ont reçu la matière non tuberculeuse, la plaie peut d'abord se tuméfier, et même s'abcéder, mais on a constamment trouvé qu'elle était cicatrisée au moment de la mort. Au contraire, chez ceux inoculés avec des produits tuberculeux, bien que la plaie puisse tout d'abord se cicatriser, elle finit par subir un travail qui produit une ulcération large (elle a parfois 15 millimètres de diamètre), à bords relevés, taillés à pic, indurés : cette induration s'étend à tout le tissu qui en constitue le fond, lequel est en général constitué par une substance jaunâtre d'apparence caséeuse qui se prolonge jusqu'aux ganglions les plus voisins, par l'intermédiaire de petits tractus cylindriques et durs.

« Cette ulcération n'est pas sans présenter quelque res-
semblance avec celle qui constitue le chancre chez les individus atteints de syphilis constitutionnelle.

« Chez les animaux de cette catégorie, les ganglions les
plus voisins de la plaie sont beaucoup plus altérés que chez
ceux de la première catégorie (1). »

Mais les expérimentateurs n'avaient pas été les seuls
à s'émouvoir des recherches de M. Villemin; celles-ci devinrent, au sein même de l'Académie, l'occasion d'une des
plus longues et plus brillantes discussions qu'ait jamais
entendues la savante compagnie. Nous n'entreprendrons
pas de la résumer ici ; elle est assurément présente à
a mémoire de tous ceux qu'intéressent les questions qui
se rattachent à la tuberculose.

Nous nous bornerons à rapporter ici le passage suivant
du discours de M. le professeur Hardy, qui, après s'être
déclaré partisan de la contagion, ajoute :

« Je sais que jusqu'à présent, les faits confirmatifs de la
possibilité de cette contagion ne sont pas nombreux ; surtout ils n'ont pas été réunis. Chaque médecin en possède
deux, trois, quatre, cinq dans sa mémoire, mais si l'on se
donnait la peine de rassembler tous ces faits épars, on
arriverait à un résultat d'une certaine valeur. Qui sait
même, si en cherchant bien, et avec un peu de temps on
ne parviendrait pas à ce fameux chiffre de quatre cents,
déjà cité ici, et qui présenterait alors un degré réel de
certitude (2)? »

Sans doute, nous restons encore bien au-dessous du
chiffre de quatre cents faits de contagion. Nous avons
pensé néanmoins qu'il ne serait pas sans profit de s'inspirer de ces paroles de M. le professeur Hardy et de rassem-

(1) Parrot. Mémoires de la Soc. de biol., t. XXV, p. 16, 1873.
(2) Bull. de l'Acad. de méd., 1868, t. XXXIII, p. 349.

bler tous les faits connus de contagion de la phthisie, en y ajoutant ceux, actuellement inédits, que nos confrères ont bien voulu nous communiquer avec la plus courtoise obligeance.

CHAPITRE II.

OBJECTIONS.

Avant d'exposer les faits qui nous paraissent propres à établir la contagiosité de la phthisie pulmonaire, il est bon de passer en revue les principales objections qui ont été formulées contre cette doctrine. Ces objections sont de deux ordres : les unes sont tirées des faits en eux-mêmes, les autres sont tirées de la pathologie générale. Nous étudierons d'abord les premières

Une des plus importantes est assurément celle que fournit la notion de l'hérédité ; suivant un certain nombre de nos adversaires, nous aurions presque tous, sinon tous, eu des phthisiques parmi nos ascendants plus ou moins directs et plus ou moins éloignés, et, à ce titre, nous serions tous en puissance de tuberculose : il y aurait à la fois une cause d'erreur pour l'observateur et une explication légitime des faits dans l'interprétation desquels nous invoquons la contagion.

Il est vrai que la phthisie est une maladie assez fréquente pour que presque tous nous puissions en retrouver des cas en remontant plus ou moins haut dans l'histoire pathologique de nos familles mais dans le nombre de ces cas il y en a qui ne sauraient avoir la moindre influence sur la santé des descendants, et si, par exemple, l'oncle ou le grand-oncle d'une jeune fille a présenté les signes d'une phthisie acquise, en concluera-t-on, le jour où cette jeune fille se mariera et sera contagionnée par son mari, qu'il y avait chez elle des antécédents héréditaires? Non, sans doute. Et lorsque, après une cohabitation plus ou moins longue avec un sujet phthisique, un sujet qui ne présente aucun antécédent héréditaire appréciable devient tuberculeux, il paraît plus simple et plus logique d'admettre la contagiosité de la maladie, que de recourir, pour en expliquer l'éclosion, à une hérédité à peu près hypothétique et sur la fréquence et l'activité de laquelle nos adversaires eux-mêmes ne sont pas tous d'accord.

Une autre objection, tirée également de la fréquence de la phthisie, est celle des coïncidences. Il n'y a pas de contagion; s'il paraît y en avoir, c'est pure coïncidence et le nombre des phthisiques est assez grand pour que ces coïncidences ne soient pas très-rares. Mais, si l'on admettait cette théorie, dont le premier tort — et ce n'est pas le moindre — consiste à faire intervenir le hasard dans l'interprétation des faits scientifiques, on se trouverait parfois en présence de faits bien singuliers, et dans des observations comme celle de Vialettes ou de Hermann Weber, où la contagion paraît s'être produite cinq fois dans l'un, et quatre fois dans l'autre, il faut une foi bien robuste dans le hasard pour ne voir que son intervention. Pour nous, nous faisons volontiers bon marché de cette objection, pensant que les coïncidences qui se répètent ainsi ne sont que des lois méconnues — ou mal connues.

Un certain nombre de médecins, — et dans les conversations que nous avons eu occasion d'avoir avec nos confrères au sujet de ce travail, nous en avons rencontré plus que nous ne pensions, — se refusent à admettre la contagiosité de la tuberculose parce que, disent-ils, si cette contagion était réelle, les cas seraient très-fréquents et l'on en rencontrerait à chaque instant. Il y a bien des choses à répondre à cet argument, qui nous paraît l'un des plus faibles que l'on ait opposés à la doctrine de la contagion. D'abord les faits de contagion ne sont pas aussi rares qu'on veut bien le dire : sans doute, le nombre des faits *publiés* est assez peu considérable, et nous-même n'avons pas réussi à le grossir beaucoup ; mais cela tient surtout à deux raisons : la première, c'est que, très-souvent, on ne fait aucune recherche dans cette direction ; la seconde, c'est que beaucoup de médecins, pour peu que leur clientèle soit étendue, n'ont guère le temps de prendre note de ce qu'ils ont pu observer à cet égard. Mais ce n'est pas le seul argument que l'on puisse opposer au raisonnement des adversaires de la contagion ; on peut leur répondre aussi qu'en s'étonnant de ne pas voir un plus grand nombre de personnes se tuberculiser par contagion, ils préjugent le degré de contagiosité de la phthisie pulmonaire ; et il est certain que, soit en lui-même, soit en raison des conditions dans lesquelles cette contagion peut s'exercer, ce degré de contagiosité est peu élevé ; d'autre part, ils tiennent trop de compte des faits négatifs au détriment des faits affirmatifs, ceux-ci étant supposés bien observés. En partant de leur principe, et en le poussant jusqu'à ses dernières conséquences, on arriverait à nier toutes les contagions, sous le prétexte qu'elles ne sont pas universelles. Lorsque sévit le choléra, dont la contagiosité est aujourd'hui généralement admise, devra-t-on repousser cette contagiosité parce que tous les habitants d'une ville n'ont pas été atteints ? La variole cesse-t-elle d'être contagieuse parce qu'elle laisse des indemnes, et faut-il conclure à la non-contagion de la diphthérie parce que les salles de garde de nos hôpitaux d'enfants, si rudement éprouvées chaque année, ne sont pas totalement dépeuplées ?

On a pensé aussi que, dans les cas rapportés à la contagion, il fallait invoquer, de préférence à elle, l'influence des fatiguesprolongées qu'entraînent nécessairement les soins que réclame un tuberculeux, surtout à une période avancée, et même le chagrin que cause la terminaison fatale de la maladie ; on a montré celui des époux, par exemple, dont la santé ne laissait rien à désirer, dormant la nuit d'une façon insuffisante, se levant pour donner à l'autre les soins dont il a besoin, prenant froid, et finissant par s'épuiser lui-même dans un dévouement de tous les instants. Il est certain que ce sont là de très-fâcheuses conditions hygiéniques ; mais ne se réunissent-elles donc que pour — ou plutôt contre — ceux qui soignent des phthisiques ? Ne voit-on pas des femmes soigner pendant des mois et des années, et de la façon qui vient d'être dite, leur mari atteint de toute autre affection, et ces femmes deviennent-elles pour cela tuberculeuses ? Voit-on les jeunes mères le devenir ? Et pourtant elles non plus ne dorment pas, elles aussi se lèvent au moindre cri, presque au moindre réveil de l'enfant, soit pour lui donner le sein, soit pour lui donner tous les autres soins dont il a besoin ; elles, aussi enfin le voient parfois mourir malgré le dévouement dont elles se sont montrées prodigues toujours jusqu'à l'imprudence, et le chagrin de la mère qui perd son enfant n'est pas moindre que celui de la femme qui perd son mari. Et ce n'est pas tout : qu'on lise la première observation de Weber que nous publions plus loin, et l'on verra que cet homme qui a contagionné *quatre femmes* n'avait pas besoin de leur dévouement, puisqu'il se considérait comme guéri, paraissait l'être en effet, et n'a succombé à la tuberculose qu'après la mort de sa quatrième femme.

Enfin on a dit encore que si parfois la phthisie frappait deux individus cohabitant ensemble, cela tenait uniquement à ce qu'ils étaient soumis à des conditions physiologiques, et hygiéniques très-analogues, sinon tout à fait identiques et presque toujours mauvaises. L'objection a une valeur réelle, et qu'il ne faut pas méconnaître ; elle peut, et elle doit en effet, s'appliquer à certains cas, mais ces cas sont rares ; il n'est pas fréquent que deux individus vivant ensemble soient placés par la nature de leurs occupations, par leur genre de vie, dans des conditions assez similaires pour que l'influence de ces conditions — lesquelles doivent en outre être mauvaises — se fasse sentir sur tous deux avec une parité absolue. L'objection, en outre, tombe d'elle-même lorsque la contagiosité se manifeste, comme on le verra par plusieurs de nos observations, dans trois ou quatre mariages successifs, et surtout lorsque ce n'est pas, dans ces unions qui se succèdent, le même conjoint qui contagionne.

Enfin, il est un dernier point dont nous devons dire quelques mots ; l'objection ici ne s'adresse plus à la contagiosité de la tuberculose ; elle s'adresse uniquement à la vulgarisation de cette idée, et nous avons eu le regret de trouver sous la plume de M. Pidoux cette opinion singulière que, si la phthisie était contagieuse, il faudrait se garder de le dire tout haut, de peur que les malheureux phthisiques soient privés des soins de leurs proches et meurent dans l'abandon. Quel que soit le respect que nous professons pour la personnalité et pour les opinions de M. Pidoux, nous demandons la permission de repousser hautement une pareille assertion. Le temps n'est plus où un philosophe pouvait dire que, s'il avait la main pleine de vérités, il hésiterait à l'ouvrir ; fussent-elles cent fois désolantes, toutes les vérités scientifiques sont bonnes à dire et doivent être dites. Mais que le savant médecin des Eaux-Bonnes se rassure : l'idée de la contagion ne fera pas, abandonnerun seul phthisique ; elle pourra peut-être inspirer aux personnes qui vivent dans l'intimité des tuberculeux avancés quelques utiles précautions hygiéniques, ce dont nous nous applaudirons, et ce dont M. Pidoux ne manquera pas de s'applaudir avec nous ; et il sera facile, alors comme le dit M. Jaccoud, « de préserver de tout danger les personnes qui sont en rapport avec les malades et de concilier les règles de la prudence avec les entraînements dévoués de l'affection (1). »

— Nous arrivons actuellement à l'objection que l'on a empruntée à la pathologie générale, on pourrait presque dire à la nosotaxie, pour combattre l'idée de la contagiosité ; on peut la formuler dans ces termes: Si la tuberculose est réellement une maladie virulente, spécifique, inoculable et contagieuse, elle ne peut pas être spontanée ; elle ne peut se développer qu'à la suite d'un phénomène de transmission (contagion, hérédité, inoculation, ingestion de matières tuberculeuses) ; or, il est incontestable qu'il existe des phthisies survenues en dehors de ces diverses conditions.

L'objection est spécieuse ; en l'examinant de près, on s'apercevra peut-être qu'elle n'est que spécieuse. Dans sa remarquable thèse inaugurale sur l'inoculabilité de la phthisie, le Dr Roustan écrit (2) : « Nous sommes complétement de l'avis de M. Peter... Si la morve, la rage et la variole, maladies inoculables, peuvent se développer spon-

(1) Jaccoud. Path. int., t. II, p. 83.
(2) Roustan, Recherches sur l'inoculabilité de la phthisie. Th. de Paris, 1867, p. 90,

tanément, nous ne voyons pas pourquoi la tuberculose que l'on en veut rapprocher n'aurait pas le même pouvoir. »

Nous ne le voyons pas plus que MM. Peter et Roustan, et si ce n'était pas entreprendre tout un vaste chapitre de pathologie comparée, il ne serait pas sans intérêt de suivre les analogies qui existent entre la tuberculose et la morve, d'autant que la spontanéité possible chez l'animal de cette dernière affection est incontestée, aussi bien que le sont sa virulence, sa spécificité, sa contagiosité. Ces analogies sont frappantes, et les plus récentes recherches histologiques n'ont fait que les confirmer. Il suffit pour s'en convaincre de lire le chapitre d'histologie pathologique que le professeur J. Renaut (de Lyon) a écrit pour l'article *Morve* du dictionnaire de Dechambre (1).

Toutes ces considérations, qu'il suffit d'indiquer ici, parce que, pour les développer utilement, il faudrait donner à cette partie de notre travail un développement exagéré, autorisent à conclure que l'objection qui nous a amené à les exposer n'a pas de fondement sérieux, puisqu'il est démontré, sinon d'une façon absolue pour l'espèce humaine, au moins d'une manière incontestable dans la pathologie animale, qu'une maladie virulente, spécifique, inoculable peut parfaitement être spontanée, et, sous ce rapport, l'étude de la morve est féconde en conclusions applicables à la tuberculose.

Elle le serait bien plus encore si nous pouvions admettre, comme on l'a fait plus d'une fois, que la morve est la tuberculose du cheval, et la tuberculose la morve de l'homme, et que ces deux maladies ne sont que des modalités, variables selon l'espèce, d'un même état pathologique ; mais nous ne saurions aller jusque-là, et nous pensons, avec

(1) Dict. encyclop. des sc. méd., 2º série, t. X, art. Morve, p. 148.

M. le professeur Jaccoud, que si entre ces deux affections l'analogie est justifiée par les faits, l'identité ne l'est pas (1).

L'impossibilité où nous étions de discuter point par point chacune des observations qui suivent, nous imposait le devoir de rapprocher et de combattre les arguments généraux que l'on a dirigés contre la contagiosité de la tuberculose. Nous l'avons fait aussi brièvement que possible ; ce sont maintenant les faits qui vont parler.

CHAPITRE III.

OBSERVATIONS.

Nous avons essayé de rassembler toutes les observations de contagion de la phthisie qui se trouvent dans les auteurs. Mais comme ces observations ne sont pas également concluantes, nous avons signalé au lecteur, en les marquant d'un astérique, celles qui nous ont paru particulièrement démonstratives.

OBSERVATION I. — Van Swieten a vu la sœur et la domestique d'un pulmonique mourir toutes deux phthisiques, victimes de l'assiduité de leurs soins. (*Comment. in Aph. Boerh.*, t. IV, p. 54 § 1206)

OBS. II. — Il est de notoriété publique qu'en 1750 les magistrats de Nancy firent brûler, dans la grande place de cette ville, e lit, les hardes et le linge d'une femme morte pulmonique. Quoique bien constituée auparavant, cette femme avait été atteinte de la phthisie pulmo-

(1) Jaccoud. Cours de la Faculté, janvier 1878.

naire, pour avoir couché souvent dans le même lit avec une femme poitrinaire. (Jeannet des Longrois. *De la Pulmonie*, 1781, p. 29.)

Obs. III. — Un jeune homme, à qui une disposition naturelle et héréditaire à la phthisie semblait devoir interdire le mariage, épousa une femme hollandaise, d'un tempérament sanguin, douée de la constitution la plus heureuse. L'un et l'autre avaient éprouvé l'opposition la plus vive de la part de leurs parents ; mais leur amour ne leur faisait concevoir d'autre malheur que celui de vivre séparés. Quelque temps après leur union, la jeune épouse commença à perdre ses vives couleurs ; une toux incommode se déclara, et le crachement de sang succéda environ un mois après le mariage. Le médecin calma les symptômes au moyen de quelques remèdes, en déclarant cependant qu'ils étaient inutiles, si elle s'obstinait à partager le lit de son mari ; il la menaça même d'une mort prochaine. Rien ne fut capable d'intimider cette tendre épouse. La maladie ne fit qu'augmenter, et elle mourut environ six mois après ; mais ce qu'il y a surtout de remarquable, par rapport à la contagion, c'est que la servante qui lui avait donné des soins pendant la maladie, tomba aussi dans une consomption qui devint mortelle. Un autre domestique, qui avait encore respiré moins assidûment l'air de la chambre des malades, devint aussi phthisique et mourut quelque temps après. (*Loco citato*, Jeannet des Longrois, p. 31, attesté par M. Al.., médecin à Groningue.)

Obs. IV. — M. Lurde a connu une famille respectable, dont le père et la mère étaient parfaitement sains, qui s'éteignit par cette maladie qui enleva successivement trois garçons et deux filles. (Journal de médecine militaire, t. I, p. 32. Cité par Baumès.)

Obs. V. — Le même observateur rapporte la mort d'une dame, victime du zèle qui l'attachait nuit et jour à son mari. Un domestique, assidu auprès des malades, et le cuisinier de la maison, qui leur donna des soins, âgés l'un et l'autre de 45 ans, eurent le même sort ; ce n'est pas tout, un garçon et une fille du domestique moururent peu de temps après de la même maladie. Ceux-ci n'avaient point eu de relations avec les malades, mais on leur avait fait part de leur garde-robe. (Loc. cit. Cité par Baumès.)

Obs. VI. — Le Dr Metzger a vu un homme, parfaitement sain, atteint et mort de phthisie pour avoir couché dans un lit dans lequel un phthisique était mort il n'y avait pas longtemps. (Verneischte medicinische schriften, t. III, p. 42. Cité par Baumès.)

Obs. VII. — Une famille, dont la confiance m'est acquise a vu s'éteindre presque entièrement une de ses branches, par l'erreur de l'un de ses chefs. Non-seulement la pulmonie était inconnue dans cette famille respectable et riche, mais les divers individus qui la composent sont, jusqu'ici, parvenus à un âge très-avancé, Mme D..., chef maternel de la malheureuse branche dont je parle, avait cru devoir acheter tout le mobilier d'une grande maison, dont le dernier individu venait de mourir phthisique. Mme D..., très-saine et très-bien portante, mourut quelque temps après poitrinaire. Ayant communiqué par ses caresses et une cohabitation assez suivie, le même mal au jeune de V..., son petit-fils, celui-ci périt d'une phthisie pulmonaire, dont il infecta sa mère, jeune femme aussi intéressante que belle ; pour prix de son amour et de ses soins assidus auprès de son fils, Mme de V... mourut pulmonique, quelque temps après avoir donné naissance à un second fils, qui ne tarda pas à finir également sa carrière. Il ne reste aujourd'hui qu'un seul individu de cette famille. Il est âgé d'environ 16 ans, et réunit aux grâces de l'enfance une constitution saine et robuste. Mais il est bon d'observer que sa mère, qui connaissait par ses propres malheurs combien la pulmonie est contagieuse, s'imposa le devoir rigoureux de vivre et de mourir séparée d'un enfant chéri, bien propre à la consoler sur la fin d'une carrière qu'elle terminait au printemps même de ses jours. Ces différents sujets, ayant été ouverts après leur mort, il ne resta aucun doute sur la nature de leur maladie. (Baumès, loc. cit,, p. 99.)

Obs. VIII. — Jamais les praticiens de Strasbourg n'oublieront d'avoir été récemment témoins d'une double contagion, c'est-à-dire de la phthisie pulmonaire de la femme au mari bien constitué, et de celui-ci à une autre femme qu'il avait épousée en secondes noces, (Staub., thèse de Strasbourg, 1835, p. 77.)

Obs. IX. — Le Dr de Lamard (1), dans un mémoire lu à l'Académie des Sciences, le 11 janvier 1859, rapporte l'exemple d'une maison qu'il a connue il y a vingt ans, et dans laquelle sont venus successivement mourir trois locataires qui avaient primitivement l'apparence d'hommes vigoureux, n'avaient entre eux aucun lien de parenté, et s'étaient servis successivement des meubles et des tentures qui avaient appartenu au précédent locataire phthisique. La maison étant restée

(1) C'est par erreur que le Dr Compin orthographie ainsi le nom de l'auteur du Mémoire : c'est du Dr Delamare ou de Lamare qu'il s'agit. Voyez Touchard. Th. de Paris, 1860, n° 137, p. 38.

inhabitée pendant quelque temps, bien qu'elle fût dans les conditions recherchées pour une habitation saine, on ne consentit à l'occuper qu'après le renouvellement des peintures extérieures et intérieures, et dès lors personne n'y est devenu phthisique. Il est à remarquer encore qu'un séjour fort prolongé dans la chambre de certains phthisiques, dont la maladie était très-violente, a amené invariablement des nausées et autres symptômes d'empoisonnement miasmatique chez des sujets sains et vigoureux.

Les sept observations qui suivent ont été publiées en 1859, dans la *Revue médicale*, t. II, p. 75 et seq. par un médecin distingué de Besançon, M. le Dr Bruchon. Dans une lettre qu'il nous a fait l'honneur de nous adresser récemment au sujet de notre travail, M. Bruchon nous dit qu'il a eu occasion d'observer quelques nouveaux faits de contagion de la tuberculose, mais qu'il n'a pas pris note de ces cas et qu'il ne se trouve qu'en face de souvenirs qu'il ne lui serait pas possible de préciser d'une manière scientifique. M. Bruchon nous assure d'autre part que son opinion sur cette grave question n'a pas varié.

Voici les très-intéressantes observations de M. Bruchon.

Obs. X. * — Un ouvrier tailleur, âgé d'environ 35 ans, présente à la suite d'un rhume qualifié par lui de rhume négligé, les signes d'une phthisie pulmonaire commençante. Sa femme, connue par moi depuis plusieurs années, issue de parents valides, et qui sont parvenus à une vieillesse avancée, mère elle-même déjà de deux enfants, accouche alors d'un troisième, puis bientôt est affectée à son tour de la maladie qui est en évolution chez son mari. Mais chez elle la lésion fait de rapides progrès, et elle succombe assez promptement, ainsi que son dernier enfant. Le mari, une année environ après, mourait à l'hôpital, dans le dernier degré d'une phthisie accompagnée de cachexie scorbutique, qui n'avait pas cessé, depuis le début, de poursuivre sa marche lente et progessive. (Dr Brucnon, *loc. cit.*)

Obs. XI. * — Un homme de stature athlétique, et de force plus qu'ordinaire, est, à la suite d'excès et de privations, atteint, malgré sa vigoureuse constitution, de bronchite tuberculeuse. Sa maîtresse, avec laquelle il vivait maritalement, femme un peu lymphatique, âgée de 32 ans, d'une excellente santé jusqu'alors, veuve d'un premier mari, pendant l'existence duquel elle n'avait pas été malade, présente bientôt de son côté les symptômes et les lésions de la tuberculisation pulmonaire; elle en meurt à son tour huit mois environ après son amant.

OBS. XII * (communiquée par le Dr Roche de Besançon). — Un garçon boucher, d'origine allemande, âgé de 30 ans, marié, père de deux enfants bien portants, n'ayant jamais su lui-même ce que c'est que d'être malade, devint petit à petit adonné à l'ivrognerie et à la débauche. Il commet tant d'excès qu'il devient phthisique, malgré une constitution robuste, une stature élevée et un tempérament sanguin très-prononcé. Sa femme devient sa garde-malade, et lui prodigue les soins que nécessite sa maladie. Le ménage n'était pas riche, et la femme devait bon gré malgré partager la couche du mari. Après une évolution tuberculeuse qui ne dura pas moins de douze à quinze mois, le mari meurt dans la dernière période de la phthisie pulmonaire. La femme, qui jusqu'alors avait joui d'une santé florissante et d'une excellente constitution, commence à son tour à ressentir les premiers symptômes de la pneumophymie, et succombe, quelques mois après son mari, à l'affection qui avait emporté ce dernier. (Dr Bruchon, *loc. cit.*)

OBS. XIII. — La femme C..., issue de parents sains, dont le père a succombé à une maladie aiguë, mais dont une sœur a péri déjà d'une affection chronique de la poitrine, sur laquelle je n'ai pas de renseignements précis, a eu un enfant avant son mariage, sans avoir vu sa santé altérée autrement que par un abcès du sein, dont elle a été guérie à l'hôpital. Mariée plusieurs années après, elle perd son mari qui succombe à une phthisie pulmonaire au bout de quelques mois. *Elle était alors enceinte.* Elle accouche d'un enfant qui meurt en quelques jours. Mais ses suites de couches ne sont point aussi heureuses que la première fois : elle se met à tousser et présente bientôt tous les signes d'une évolution tuberculeuse qui envahit le tiers supérieur du poumon gauche. Au bout de six mois de maladie, elle meurt d'une hémoptysie foudroyante. (Dr Bruchon, *loc. cit.*)

OBS. XIV. * — M. le Dr Foncin, dont l'expérience pratique a tant de poids auprès des médecins de notre localité, professait à son cours de pathologie, et m'a répété naguère qu'il avait été témoin, dans sa carrière médicale, de *quatre* exemples analogues. Dans l'un, entre autres, il s'agit d'un jeune homme, qui, au bout de quelque temps de mariage, vit sa femme emportée par une phthisie pulmonaire, et qui lui-même, bien que robuste, vigoureux, sans antécédents héréditaires, sans prédisposition connue, succomba après quelques mois de maladie. (Dr Bruchon, *loc. cit.*)

OBS. XV. * — M. le Dr Sanderet, directeur de l'Ecole de médecine, a eu l'obligeance de me communiquer l'observation suivante, que je transmets d'après ses notes :

La femme V..., appartenait à une famille nombreuse, dont aucun membre n'a succombé à la phthisie pulmonaire. Son père est mort, il y quinze ans environ, d'une hépatite chronique ; sa mère, qui vit encore, se porte parfaitement, et peut, quoique âgée, se livrer à de pénibles travaux. Une sœur, de 40 ans, est mère de cinq ou six enfants qui jouissent d'une excellente santé. Son frère et sa sœur, mariés sont robustes et ont des enfants bien portants. Tout ce que je peux signaler, c'est une prédominance lymphatique bien marquée chez le frère.

A l'âge de 19 ans, elle se marie avec le nommé V..., horloger. Cet homme, à 24 ans, succombait dès la deuxième année de son mariage à la phthisie. Sa femme lui a donné des soins ; elle a partagé sa chambre et son lit jusqu'à la fin ; dix-huit mois après, elle mourait du même mal en laissant un enfant. (Dr Bruchon, *loc. cit.*)

OAS. XVI. — Le président actuel de notre Société, M. le Dr Coutenot, m'a fait connaître dernièrement un fait qui a avec les précédents une grande analogie, et dans lequel on peut constater, d'une manière nette, la filiation entre deux cas successivement observés chez deux époux. (Dr Bruchon, *loc. cit.*)

OBS. XVII. * — Le Dr Touchard, dans sa thèse de Paris, 1860, rapporte une observation qui se trouve reproduite par Devay, dans l'*Hygiène des familles*, et qui a été communiquée par M. Jules Guérin à M. Fournet.

« Une femme mourut de phthisie tuberculeuse au troisième degré, après avoir couché avec son mari jusqu'au dernier moment. Celui-ci, d'une constitution primitivement robuste, issu d'une famille où il n'y avait jamais eu de phthisie, épouse en secondes noces une femme également bien constituée et née de parents sains. Après dix-huit mois de mariage, il succombe à une phthisie pulmonaire des mieux caractérisées. La seconde femme n'avait cessé de cohabiter avec lui jusqu'à sa mort. Peu de temps après, elle se remarie ; mais, deux ans après ce second mariage, elle mourut de phthisie. Son second mari, fortement constitué, issu d'une famille dans laquelle on n'avait jamais vu jusque-là d'exemple de phthisie, succomba à cette affection quelque temps après la mort de sa femme. Ce fait s'est passé à Haynin, en Belgique. (Touchard, thèse de Paris, 1860, page 37.)

En 1866, dans une discussion remarquable qui eut lieu à la Société médicale des hôpitaux, le Dr Guibout communiqua les quatre observations qu'on va lire:

Obs. XVIII. * — Il y a quelques années nous connaissions intimement à Paris un monsieur de 28 à 30 ans, qui recevait les soins de notre regrettable confrère le Dr Videcoq. Ce monsieur était phthisique au troisième degré (vaste caverne au sommet du poumon droit, gargouillement, fièvre, toux incessante, expectoration abondante, sueurs nocturnes); malgré ces déplorables conditions de santé, ce monsieur réussit à se marier. Il épousa une jeune femme bien portante, et sans aucun antécédent tuberculeux. Cette jeune femme devint *bientôt enceinte* et, jusqu'à la mort de son mari, qui arriva après huit ou neuf mois de mariage, elle continua à partager son lit. Peu de temps après la mort du mari, eut lieu l'accouchement qui fut heureux ainsi que ses suites immédiates. Mais un mois à peine plus tard, survinrent de la toux, des crachements de sang, un amaigrissement rapide, tous les signes stéthoscopiques d'une tuberculose au premier, puis au deuxième degré, et finalement une pleurésie avec épanchement considérable, qui précipita le dénouement fatal et enleva la pauvre veuve. (Bull. et Mém. de la Soc. méd. des hôpitaux, 1866, t. III, p. 46 et suiv.)

Obs. XIX. * — Pendant l'automne dernier, nous fûmes consulté par notre confrère et ami le Dr Passant, relativement à une de ses malades, qui, d'après notre avis, dut partir immédiatement pour Amélie-les-Bains. Nous la vîmes dans ce pays au mois de décembre suivant, améliorée déjà par les bienfaits d'un climat privilégié, et aussi par les soins habiles de notre ami le Dr Genieys, médecin inspecteur de cette excellente station d'hiver. Cette malade est une jeune dame d'une constitution parfaite, appartenant à une famille dont tous les membres jouissent de la santé la plus florissante, du tempérament le plus robuste, et sans aucun antécédent tuberculeux. Elle fut mariée à un homme qui ne tarda pas à présenter tous les symptômes d'une phthisie pulmonaire à laquelle il succomba après avoir reçu pendant toute sa maladie les soins les plus intimes et les plus assidus de sa femme. Celle-ci était veuve depuis quelques mois à peine que déjà les

Drs Passant, Genieys et moi, nous constations chez elle tous les accidents suivants : toux incessante, altération de la voix, essoufflement, dyspnée, expectoration abondante et mêlée de sang ; perte d'appétit, perte de forces, amaigrissement ; matité au sommet gauche, et, dans toute la région sous-claviculaire du même côté, expiration prolongée et bruyante, crépitation sèche et craquements humides. (Guibout, *loc. cit.*, p. 45.)

Obs. XX. * — Pendant trois années consécutives, nous avons soigné un tambour de la garde nationale, demeurant rue Rodier, n° 1, à Paris. Cet homme succomba dans les premiers jours de février dernier : il avait deux vastes cavernes avec gargouillement considérable. Sa femme, âgée de 29 à 30 ans, d'une bonne constitution, d'un tempérament lymphatico-sanguin, d'un embonpoint remarquable, sans aucun antécédent tuberculeux, l'assista sans discontinuité pendant cette longue et douloureuse maladie ; seulement, d'après notre conseil, elle avait cessé depuis trois ou quatre mois de coucher dans le même lit. Le 5 mars de cette année, cette femme vint nous consulter, se plaignant d'un malaise indéfinissable, de douleurs de dos, de la perte presque complète de ses forces, et d'une toux continuelle, suivie d'expectoration sanguinolente. Nous constatâmes un amaigrissement très-prononcé, et une expiration bruyante et prolongée sous la clavicule gauche. Ces accidents locaux et généraux sont assez significatifs pour nous dispenser d'y insister davantage. (Guibout, *loc. cit.*, page 45.)

Obs. XXI. * — Le fils de l'un de nos maîtres les plus aimés des hôpitaux meurt tuberculeux. Sa jeune femme, dont la santé avait toujours été admirable, dont les antécédents étaient aussi satisfaisants que possible, et qui, grâce à sa forte constitution, ne paraissait devoir courir aucun risque au point de vue de la tuberculose, tombe malade six mois seulement après la mort de son mari : une caverne se forme à l'un des sommets, et elle a dû, cette année même, passer toute la mauvaise saison dans une des stations d'hiver de notre littoral méditerranéen. (Guibout, *loc. cit.*, page 46.)

Les trois observations qui suivent sont empruntées à la thèse du Dr Vialettes. (Thèse de Montpellier n° 44, 1866.)

Obs. XXII. * (p. 74). — Jean A... était né à Saint-Martin de Londres, de parents phthisiques. Sa santé, quoique délicate et chancelante dans sa première enfance et sa jeunesse, ne fut point troublée par ces désordres profonds imprimés à l'organisme par une maladie grave. Néanmoins, vers l'âge de la puberté, une légère hémoptysie révéla à l'extérieur la marche d'une tuberculisation non équivoque. Vers l'âge de 25 ans, il se maria à Antoinette A..., et bientôt après, les symptômes de la terrible affection dont il portait les germes se manifestèrent avec une intensité qu'aggravait encore le souvenir de la fin prématurée de ses parents. Ses tristes pressentiments ne furent point trompeurs : après avoir lutté quelques mois, il s'éteignit en 1856, dans le dernier degré de l'émaciation et du marasme. La femme fut admirable de soins et de dévouement, et rien ne faisait présager que quelques années plus tard elle descendrait dans la tombe, succombant à une pareille maladie.

Née en effet de parents sains (le père est mort à la suite d'une affection cérébrale, à l'âge de 57 ans, et la mère vient de s'éteindre à l'âge de 71 ans, à la suite d'une fièvre muqueuse), Antoinette A... avait joui dans sa jeunesse d'une santé florissante, et à l'âge de 13 ans, elle fut parfaitement réglée. Elle eut de son premier mari un enfant qui succomba à 14 mois, à la suite de convulsions dont la nature tuberculeuse n'était que trop probable. Quelque temps après, elle s'unissait en secondes noces à Pierre R... Celui-ci était âgé de 32 ans, ses ascendants sont morts dans un âge assez avancé; le père dans sa soixante-neuvième année, la mère dans sa soixante-quinzième. Rien dans la famille n'accusait ni ne faisait soupçonner une tare héréditaire.

Il avait une sœur qui existe encore, et tout dans leur extérieur, leur vigueur, la largeur de leur poitrine annonçait la bonne conformation et l'énergie primordiale de leurs organes respiratoires.

Deux ans à peine après leur mariage, la femme Antoinette A... ressentait les premières atteintes de l'affection à laquelle elle succombait quinze mois après en 1859. Le mari, Pierre R..., commençait à tousser et à cracher à son tour, et, au bout de deux ans, il succombait sous les étreintes d'une phthisie bien caractérisée.

Mais là ne finit pas la liste des victimes, et voici dans cette triste constatation des faits ce qui me paraît le plus frappant. Dans les dix derniers mois de sa maladie, Antoinette R... avait réclamé les soins d'une de ses nièces, Marguerite M... Celle-ci avait perdu son père à l'âge de 47 ans (à la suite d'une chute). Sa mère, âgée de 69 ans, existe encore.

Marguerite M... avait deux sœurs, dont l'une est mariée environ depuis dix ans, toutes deux parfaitement bien portantes. Quant à elle, d'une constitution forte, elle avait traversé, sans que sa santé en fût le moins du monde troublée, tous les orages de la première enfance et de la jeunesse. Nous laissons de côté toute exagération, mais croyez que s'il eût fallu choisir dans nos villages un type où se révélât la santé dans sa plus belle floraison. tous les regards se fussent jetés sur elle.

Ce que je raconte, d'ailleurs, est connu de tout le monde dans nos campagnes, et l'époque où se déroulait cette funèbre histoire n'est pas encore loin de nous.

Marguerite M... était mariée depuis huit ans à l'homme le plus vigoureux de nos contrées, Joseph B..., et cinq enfants étaient nés de leur union. C'est sur ces entrefaites qu'elle alla donner à sa tante les soins que réclamait son état. Pendant dix mois, admirable sœur de charité, elle fut prodigue envers la pauvre poitrinaire de cœur et de dévouement. Respirant le même air, couchant le plus souvent avec elle, en contact sans cesse avec les sueurs colliquatives qui inondaient la malade; vêtue bien souvent de ses habits, elle identifiait sa pauvre existence à celle de la pauvre phthisique, et lorsqu'elle fut morte, qu'elle lui eut fermé les yeux, la pauvre femme resta des heures entières, le front appuyé sur la tête de celle qu'elle s'était habituée à considérer comme sa mère et que baignaient encore les froides sueurs de l'agonie.

Quelque temps après, une pâleur, de jour en jour plus inquiétante, remplaçait ses brillantes couleurs; l'appétit diminuait, elle maigrissait, la toux commençait à paraître, tandis que des douleurs sourdes confuses partaient du sternum pour aller se perdre au-dessous des omoplates. Mais la pauvre femme, se faisant illusion sur son état, vaquait encore à tous ses travaux.

Plus tard, ce furent des douleurs plus vives, une inappétence complète, des accès de suffocation à la moindre fatigue, qu'accompagnaient des quintes d'une toux nerveuse et fatigante. Puis vinrent des sueurs nocturnes et profuses, des crachats purulents, et la pauvre femme succombait le 15 décembre 1860 dans le dernier degré de la consomption.

Joseph B..., son mari, était arrivé à l'âge de 37 ans sans avoir éprouvé la moindre indisposition. Taille élevée, forte carrure d'épaules, largeur de poitrine peu commune, tout semblait se réunir pour écarter l'idée qu'une phthisie pulmonaire se grefferait sur une aussi vigoureuse constitution. Sans vouloir jamais croire au diagnostic que le médecin avait porté sur la maladie de sa femme, une semaine encore avant sa mort, il partageait sa couche qu'il quitta non pas, disait-il, parce que sa femme était phthisique, mais pour la moins fatiguer.

Neuf mois après la mort de sa femme, cet homme si vigoureux commença à tousser, puis à cracher. Ce furent d'abord des matières visqueuses qui ressemblèrent plus tard à du riz crevé. L'appétit diminua, il ne trouva plus pour accomplir sa tâche de chaque jour ce degré de force, cette énergie, dont il était si fier. Bientôt survinrent des dyspnées, des palpitations, et alors, justement effrayé, il fit appel aux lumières de mon père et réclama ses soins. Lorsque nous voulûmes l'ausculter, nous fûmes douloureusement frappés de l'état de dépérissement que révélait l'extérieur. La percussion nous donna sous la clavicule gauche un son mat, contrastant avec la résonnance parfaite de toutes les autres parties de la poitrine. Cette matité correspondait d'ailleurs avec une douleur sourde gravative qui partait de ce point pour se perdre en arrière à l'extrémité supérieure de l'omoplate.

Le malade commençait à avoir des sueurs nocturnes, et en voyant se succéder chez lui le même ensemble de symptômes qu'avait présenté sa femme, il était en proie aux pressentiments les plus sinistres. Nous cherchâmes à relever son moral et à combattre, par une médication appropriée, les désordres qui se présentaient. Mais ni nos efforts, ni ceux de M. le professeur Courty, auquel le malade s'adressa aussi, et qui fit appliquer par notre confrère, M. Abbat, trois cautères au-dessous de la clavicule gauche, ne furent couronnés de succès. Après avoir assisté, pendant un an, à la destruction, à la désagrégation intime de tout son être, il s'éteignit dans le dernier degré de l'émaciation et du marasme, vers le commencement de 1863. (Vialettes, *loc. cit.*)

Obs. XXIII *. — Louise D..., était née à Fayet, dans le département de l'Aveyron. Le père et la mère vivent encore : le premier, âgé de 78 ans, la seconde, de 72 ans, et leur verte vieillesse est loin de démentir la brillante santé dont ils ont joui toute leur vie. Il existerait même, au dire de notre malade, une disposition toute particulière dans sa famille à la longévité. Tout écarte, par conséquent, l'idée d'une diathèse préexistante chez les ascendants. Louise D... a onze frères ou sœurs, tous mariés, tous ayant hérité de cette vigoureuse constitution qui semble être un apanage de famille. La septième des douze enfants, elle, n'a éprouvé, dans sa jeunesse, aucune des maladies qui sont si communes à la première enfance. Point d'engorgements glanduleux qui nous missent sur la trace d'un vice scrofuleux, point de ces catarrhes opiniâtres ni de ces ulcérations bronchiques, ou de ces inflammations momentanées et fréquentes des voies respiratoires annonçant une certaine facilité à être attaquées.

Arrivée à l'âge de la puberté, elle vit apparaître ses règles sans trouble et sans douleur, et depuis, le molimen hémorrhagique s'est produit d'une manière périodique et régulière. A l'âge de 26 ans, elle se maria à un jeune homme de Fayet, dont les parents étaient morts phthisiques. Son mari portait en lui les germes funestes de la tare héréditaire. Aussi, quelque temps après, les manifestations diathésiques se manifestaient-elles avec une intensité menaçante. Sous l'influence d'un traitement et d'un régime de circonstance, les phénomènes s'amendèrent, et la tuberculisation subit un temps d'arrêt; mais un an environ après, à la suite d'un refroidissement, une toux, dès les premiers jours inquiétante, suivie de près par plusieurs hémoptysies, se manifesta. Dès lors, tous les fâcheux symptômes de la phthisie se succédèrent : amaigrissement, dyspnée, sueurs nocturnes, fièvre hectique, etc. Une diarrhée, que rien ne put arrêter, en nous donnant la mesure de la généralisation des tubercules, fut le signal de sa fin prochaine.

La jeune épouse, pour ne pas augmenter par une démarche qui aurait pu lui paraître au moins singulière, les inquiétudes du malade, partagea jusqu'à la fin sa couche, malgré les sages représentations du médecin. Une année s'écoula, et sa santé, aussi florissante qu'auparavant, semblait taxer de vaines, pour cette fois, les recommandations du docteur.

Elle se remaria alors, à un jeune homme de nos contrées, manifestement phthisique, et qui, après avoir passé par toutes les périodes de la consomption pulmonaire, succomba cinq ans après son mariage.

Vers la troisième année de sa seconde union, la santé de Louise D..., jusque-là si riche et si belle, commença à s'altérer; ce furent d'abord des règles moins abondantes, et dans l'intervalle des flueurs blanches, puis une diminution d'appétit et de forces. Elle se plaignait déjà d'être essoufflée, lorsqu'elle gravissait un peu trop rapidement ses escaliers. Sur ces entrefaites, elle devint enceinte, et accoucha heureusement d'un enfant. La grossesse sembla modifier les symptômes. Les couleurs et l'embonpoint reparurent, et la malade, sans trop de fatigue, allaita son enfant, semblant justifier en cette circonstance la remarque généralement fausse de Morton, disant que les femmes faibles et débiles se fortifient la plupart du temps par l'accomplissement des devoirs pénibles de la maternité.

Mais deux ans après, aux approches de l'hiver, la toux reparut, accompagnée de crachats sanguinolents rejetés avec un *hem* caractéristique. L'appétit devint nul, la malade étouffait à la moindre fatigue. L'auscultation nous révéla plus tard une caverne sous chaque clavicule. Les menstrues, tantôt suspendues, tantôt très-peu abondantes, devinrent très-irrégulières et furent définitivement remplacées par des pertes blanches excessivement fatigantes.

Une nuit, nous fûmes appelé précipitamment auprès de la malade. Elle éprouvait un tel accès de suffocation que nous crûmes qu'elle allait mourir. L'accès se termina par une hémoptysie effrayante. Dès lors les forces allèrent en déclinant et, après avoir langui trois mois, elle mourut vers le commencement de novembre 1863. (Vialettes, loc. cit., p. 79.)

Obs. XXIV. — Les époux R..., de Vailhauqués (Hérault), ont joui constamment d'une vigoureuse santé. Le père est mort à l'âge de 66 ans, et la mère, non moins âgée, vit encore. De leur mariage naquirent huit enfants, dont deux moururent presque au berceau. Les six autres, à part quelques indispositions rares et sans gravité, avaient franchi l'époque toujours critique de la première enfance, et leur vigoureuse adolescence permettait à leur vieux père d'envisager l'avenir sans crainte. Le plus jeune avait 15 ans, et l'aîné 26, lorsque le fléau fit sa première apparition.

Onze mois auparavant, une parente de la mère, à un degré assez éloigné, atteinte depuis longtemps d'une phthisie pulmonaire qui, après avoir successivement emporté les auteurs de ses jours, n'avait point épargné deux de ses frères et une de ses sœurs, pria R... de lui envoyer une de ses filles. Celui-ci ne se doutant pas du danger qu'elle allait courir en soignant sa parente, consentit à la lui envoyer. Lorsque Virginie R... arriva auprès de la malade, l'affection avait déjà fait de profonds et irréparables ravages, et celle-ci cruellement instruite par la mort prématurée de tous les siens, sentant d'ailleurs que la mort était dans son sein, s'était résignée au sort que lui avait fait la Providence. Elle expirait, en effet, huit mois après; mais, fille dévouée, Virginie R... s'était constituée garde-malade; et pendant ces huit mois, partageant la couche de sa parente, vivant de là même vie, elle identifiait son existence à celle de la poitrinaire, et, quand sonnèrent les heures terribles de l'agonie, elle lui adoucit l'horreur de ces derniers moments.

Après sa mort, les enfants de R... se partagèrent l'humble vestiaire de leur tante, sans prendre la moindre précaution. Six ou sept mois après Virginie R... commençait à tousser, passait par toutes les périodes d'une phthisie pulmonaire, franchement accusée, et succombait à l'âge de 19 ans, le 11 juin 1846.

Ses sœurs lui rendirent tous les soins dont elle avait été si prodigue envers sa tante, ne se doutant pas qu'elles allaient successivement tomber victimes du fléau.

Jeanne R..., l'aînée, succombait le 6 mars 1848, à l'âge de 29 ans;

Marie R..., le 4 juillet 1851, à l'âge de 23 ans;

Antoinette R..., le 20 juillet 1852, à l'âge de 16 ans;

Jean R..., le 24 août 1854, à l'âge de 18 ans;

Enfin, Rosalie R..., le 11 juin 1863, à   de 22 ans.

Ils succombèrent tous après avoir présenté l'évolution complète des phénomènes que j'ai tant de fois énumérés, avec ceci de particulier, néanmoins, que leur fin prochaine, au lieu d'être marquée par des diarrhées colliquatives, était annoncée par l'inflammation, suivie d'ulcé-

ration de la muqueuse laryngée, de la trachée artère, de la voûte pala-
line et de la partie postérieure du pharynx.

Mais, voici ce que présente de plus remarquable cette observation.
Il existe encore une demoiselle R..., âgée d'environ 37 ans. D'une organisation nerveuse, irritable, d'une constitution relativement plus délicate, elle aurait dû être frappée la première. Eh bien! c'est justement
celle-là que la terrible affection épargne. Mais notez-bien ceci : José-
phine R... est depuis son jeune âge à Montpellier, comme domestique;
elle n'a jamais été en communication directe, en contact intime avec sa
famille ; elle n'a jamais vécu dans ce milieu où l'on contracte si facilement les germes de la maladie ; aussi a-t-elle échappé jusqu'ici et
échappera-t-elle toujours, nous l'espérons du moins, à ses terribles
étreintes. (Vialettes, loc. cit., p. 82.)

Nous trouvons dans la thèse du Dr Roustan (thèse de
Paris 1867, p. 97) l'indication suivante à laquelle nous
n'hésiterons pas plus que le Dr Compin à attribuer la valeur de deux observations.

Obs. XXV et XXVI. — M. le professeur Teissier, de Lyon, nous a
dit avoir observé lui-même dans sa clientèle deux cas de transmission
de la phthisie entre mari et femme, dans lesquels la contagion lui paraît avoir joué un rôle évident. (Thèse de Roustan ; Paris, 1867
page 97.)

Les observations qui vont suivre sont au nombre de
treize ; elles sont empruntées au remarquable travail que
M. Bergeret (d'Arbois) a publié en 1867 dans les Annales
d'hygiène et de médecine légale. Toutes ne nous paraissent
pas également concluantes ; nous n'en supprimons néan-
mains aucune, car ces observations, jointes à celles de
M. le Dr Bruchon (qui leur sont antérieures), forment en
quelque sorte le fonds classique de la question qui nous
occupe.

Obs. XXVII *. — Une jeune fille de 17 ans, du village de Montigny-
les-Arsûres, issue d'une famille robuste composée du père, de la mère,

d'un garçon et de deux autres filles, quitta ses parents à la fin de juillet pour aller travailler à la moisson comme journalière dans la commune de Chamblay. Le hasard la met au service d'une maison dans laquelle se trouvait une jeune fille atteinte de phthisie pulmonaire. D'où venait cette maladie? Père, mère, frère et sœurs jouissaient tous d'une santé parfaite. L'un des frères avait renoncé à la culture pour prendre le métier de marinier. On appelle ainsi dans le pays les hommes qui passent leur vie à conduire, en suivant le cours de la Loire, du Doubs, puis de la Saône et du Rhône, des radeaux de troncs de sapin destinés aux constructions maritimes de l'arsenal de Toulon. — Quelque temps avant que la jeune fille tombât malade, son frère l'avait menée à Lyon faire une visite à des amis. Parmi ces derniers, se trouvait une jeune femme que minait une phthisie *avancée* et chez laquelle la jeune paysanne fit un séjour de quelques semaines. Trois mois après son retour, celle-ci éprouvait les signes précurseurs de la phthisie pulmonaire.

La maladie était déjà avancée lorsque la jeune moissonneuse de Montigny se présenta dans la maison. Elle plut tellement à la malade que les parents lui offrirent un salaire plus élevé si, au lieu d'aller aux champs, elle voulait soigner nuit et jour la jeune phthisique, pendant la durée de la moisson. L'appât du gain tenta la jeune ouvrière, et pendant plus d'un mois, elle ne quitta pas un instant la malade. Rentrée dans sa famille, elle ne tarda pas à être prise d'une toux sèche. Ses règles se supprimèrent. Bientôt survinrent des hémoptysies, et après elle tous les signes ordinaires d'une décomposition pulmonaire. Elle fut soignée par sa sœur puinée, grosse maritorne, qui était un type achevé de la paysanne saine et vigoureuse. La jeune phthisique était enterrée depuis plusieurs mois, lorsque sa sœur commença à éprouver la série des mêmes accidents, et, malgré la force de sa constitution, fut enlevée elle-même assez rapidement.

La phthisie s'arrêta là dans cette famille, parce que je fis isoler la deuxième malade, recommandai au frère et à la sœur de ne pas trop séjourner près d'elle et la fis soigner par sa mère, femme de 60 ans, qui couchait dans la chambre voisine et suivait ponctuellement les prescriptions que je lui faisais pour éviter que l'air qu'elle respirait autour de la malade fût chargé des émanations qui se dégageaient de sa poitrine. Ainsi, elle la faisait cracher dans un vase clos, entretenait nuit et jour du feu dans la cheminée afin que l'air fût constamment renouvelé. (Dr Bergeret, *loc. cit.*)

Obs. XXVIII *. — Cette famille se composait, comme la première, du père, de la mère, d'un garçon et de deux filles. La fille aînée, comme

De Musgrave Clay.   3

un grand nombre de nos paysannes qu'un déplorable entraînement conduit à quitter les champs pour aller dans les villes courir les hasards de la fortune, était partie pour Lyon où elle avait trouvé une place de fille de peine dans une grande maison de commerce.

Après deux années de séjour dans la ville de Lyon, elle revient phthisique dans sa famille. Son père était un homme vigoureux, sa mère avait les apparences d'une puissante virago. Les deux autres enfants étaient d'une santé prospère. La malade est soignée par sa mère, qui, quelque temps après la mort de la jeune poitrinaire, est prise de toux, de dépérissement. Elle a bientôt des cavernes aux sommets des deux poumons. Elle reçoit principalement les soins de son mari; celui-ci succombe à son tour; son fils, qui l'a soigné jusqu'à son dernier jour, prend le lit dans l'année. Après sa mort, sa sœur cadette, qui ne l'avait pas quitté durant sa maladie, survivant seule à toute sa famille, quitte le pays et se rend à Lyon comme sa sœur aînée. Elle s'y marie devient mère, mais en allaitant son enfant, elle éprouve des hémoptysies, et peu de temps après, comptant sur l'influence de l'air natal, elle revient au village, mais la phthisie est déjà au deuxième degré. Elle ne tarde pas à rejoindre les autres membres de sa famille, (Dr Bergeret, *loc. cit.*)

OBS. XXIX. * — Une autre famille de cultivateurs du village de Montmalin, canton d'Arbois, a subi le même sort, sous mes yeux, dans des circonstances à peu près semblables. La famille comprenait le père, la mère et trois garçons. Leur constitution ne laissait rien à désirer. Jamais la phthisie pulmonaire n'avait visité ni les ascendants du père, ni ceux de la mère. L'aîné des fils tombe au tirage au sort de la conscription, il devient soldat et se rend en garnison à Strasbourg. Durant une garde de nuit, il prend froid et entre à l'hôpital. Le hasard l'a placé dans une salle de fiévreux, entre deux phthisiques, et il racontait plus tard que leur toux et leurs crachats lui rendaient bien pénible son séjour à l'hospice. Guéri du rhumatisme, il reprend son service; mais quelques mois après, il éprouve une toux sèche, maigrit; il rentre à l'hospice où on lui délivre un congé de convalescence. Je le visite à son retour au village, il est phthisique. Sa mère le soigne, elle devient phthisique; le fils cadet, le fils puîné, le père lui-même subissent tous le même sort successivement. Le père est soigné par une voisine charitable qui vient assidûment à son chevet. Elle meurt à son tour victime de son dévouement, et son mari la suit deux ans après dans la tombe. Ils n'avaient que des enfants en bas âge, qui furent adoptés par des collatéraux et ne vécurent pas au milieu de l'air imprégné des émanations tuberculeuses. Les voisins terrifiés ne faisaient que de courtes

apparitions auprès du mari pour lui donner les soins les plus indis-
pensables, et le mal n'alla pas plus loin. (Cette famille n'avait pris au
cune des précautions indiquées par le Dr Bergeret, (*loc. cit.*)

Obs. XXX. * — Je soigne en ce moment à la campagne un jeune
homme de 17 ans, qui est à la veille de succomber à la phthisie pulmonaire. Son père et sa mère sont vigoureux; ils n'ont jamais entendu
parler de poitrinaires parmi leurs ascendants. Ils ont un autre fils âgé
de 20 ans, qui est un modèle de vigueur et de santé. D'où peut venir la
maladie du fils cadet? Ces braves gens avaient trois garçons : l'aîné est
parti pour Paris, il y a trois ans; il a été attaché à la domesticité d'un
grand hôtel pendant dix-huit mois, au bout desquels, il est revenu mourir phthisique dans sa famille. Voilà maintenant le frère cadet en voie
de subir le même sort; or c'était lui que le défunt voulait avoir constamment près de lui. Le mal n'ira-t-il pas plus loin? J'ai lieu de l'espérer, parce que les parents, frappés de ces deux victimes enlevées
coup sur coup. suivent à la lettre les prescriptions que je leur ai tra-
cées. (Dr Bergeret, *loc. cit.*)

Obs. — XXX. — La phthisie est le ver rongeur qui opère les plus
grands ravages sur la santé des filles renfermées dans les monastères.
Ramazzini avait déjà signalé ce fait il y a longtemps. Médecin pendant
vingt-cinq ans d'une grande communauté de filles, j'ai pu vérifier la
justesse des remarques faites par l'observateur italien. La phthisie pulmonaire est la plaie de la vie claustrale. La jeune fille enfermée dans un
cloitre voit bientôt la menstruation diminuer ou se suspendre tout à
fait. Les hémoptysies arrivent facilement dans de pareilles conditions,
et à leur suite, la décomposition pulmonaire. Mais il est un fait qui
m'a frappé dans la série des observations que j'ai recueillies, en soignant les religieuses de ce monastère. J'ai vu la phthisie pulmonaire
enlever successivement toutes les *infirmières* et les *mères de santé*,
c'est-à-dire celles qui étaient préposées à la garde des malades. Étaient-
elles, par leur organisation, par l'effet d'un tempérament lymphatique
plus disposées à subir l'invasion des tubercules? Non, les infirmières
étaient toujours choisies parmi les filles les plus robustes. Les mères
de santé étaient des femmes âgées. Malgré ces précautions, j'ai vu des
infirmières, d'une constitution vigoureuse, devenues phthisiques après
avoir passé quelques mois, nuit et jour, dans la chambre d'une reli-
gieuse que minait la consomption pulmonaire. J'ai vu des mères de
santé, que leur âge semblait mettre à l'abri d'une pareille maladie, la
contracter par la surveillance continuelle que les devoirs de leur em-
ploi les obligeaient à exercer sur la santé des malades. (Dr Bergeret,
loc. cit.)

Obs. XXXII. * — Un riche propriétaire qui habitait la campagne se lance aveuglement dans le mouvement révolutionnaire de 1848. Il hante les clubs, parle des journées entières avec beaucoup d'animation; il joint à cette excitation celles que devaient causer les libations des banquets et des réunions patriotiques. Une hémoptysie arrive, il ne s'arrête pas. Bientôt se montrent les crachats purulents; il traîne longtemps, va aux eaux des Pyrénées, mais inutilement, et finit par succomber. Il était âgé de 50 ans et ne portait dans son organisation aucune tendance héréditaire à voir éclater en lui cette terrible maladie. Son père est mort à 84 ans, sa mère à 75. Il a laissé une veuve âgée de 48 ans, d'un embonpoint remarquable, ayant eu un père et une mère octogénaires offrant une poitrine d'une ampleur peu commune et tous les attributs d'une puissante organisation. Cette femme avait soigné son mari très-assidûment, jusqu'à son dernier jour, couchant dans la même chambre et ne le quittant presque jamais. Trois ans après son entrée en veuvage, elle est enlevée à son tour par la phthisie après avoir langui longtemps. La maladie ne pouvait venir à bout d'accomplir son œuvre de destruction dans un corps aussi vigourement constitué. (Dr Bergeret, *loc. cit.*)

Obs. XXXIII. * — Un militaire du village des Vadans, canton d'Arbois, rentre dans ses foyers avec un congé de réforme portant ces mots : « bronchite capillaire. » Il appartient à une famille que n'a jamais visitée la phthisie pulmonaire. Il se croit, du reste, si peu malade qu'il se marie en arrivant avec une sage-femme établie dans la commune. Mais la phthisie prend bientôt une marche plus rapide et arrive à la terminaison fatale. La jeune sage-femme soigne son mari avec un grand dévouement. C'était une belle paysanne d'une santé solide, dont le père et la mère vivent encore. Elle était veuve depuis quelques mois, lorsqu'elle se sentit prise de toux, d'hémoptysie, et bientôt d'une consomption pulmonaire qui suivit les phases ordinaires de la maladie. (Dr Bergeret, *loc. cit.*)

Obs. XXXIV. — Lorsque j'étais sur les bancs de l'Ecole de Paris, je comptais parmi mes condisciples plusieurs jeunes gens du Jura qui étudaient la médecine à la même époque. J'en ai vu cinq revenir au pays natal, atteints de consomption pulmonaire. Ils étaient d'excellents élèves, d'une conduite irréprochable, passaient leur vie près des malades et sur les cadavres. Ils appartenaient à des familles entièrement indemnes de la contamination tuberculeuse. Je me suis demandé bien des fois si cet air qu'ils respiraient dans les hôpitaux, les amphithéâtres, où l'on voyait tant de corps de phthisiques et qui était toujours plus ou moins imprégné de matière tuberculeuse, n'avait pas pu contribuer à faire éclore en eux le germe de la maladie. Je crois que cette appréhension est loin d'être sans fondement. Il y avait à la même époque, à la Faculté de droit, à peu près un nombre égal de jeunes élèves du Jura; je n'en ai vu aucun devenir phthisique.

Je me rappelle que mes malheureux compatriotes de l'Ecole de médecine ne prenaient aucune précaution pour échapper aux émanations tuberculeuses. J'en avais déjà, au contraire, un pressentiment : chaque fois que je sortais de l'hôpital ou des salles de dissection, je ne manquais pas de faire sur les quais ou les promenades publiques une course à pas précipités qui remplissait mes poumons d'air pur et en chassait les exhalaisons nuisibles. Est-ce à cette habitude que j'ai dû l'immunité dont j'ai joui? C'est possible. (D\u02b3 Bergeret, *loc. cit.*)

OBS. XXXV. * —Un vigoureux artilleur revient à Arbois après avoir fait un congé au régiment. Il y reprend sa profession de maréchal ferrant, qu'il exerçait déjà avant son départ pour l'armée. C'était un brun, d'une vigueur athlétique. Il épouse une jeune fille blonde, élancée, délicate, qui, après avoir fait deux enfants coup sur coup, et les avoir nourris, est prise de consomption pulmonaire. Sa mère en était morte; qui aurait jamais cru que le mari deviendrait phthisique? Après avoir soigné sa femme pendant dix-huit mois, il ne tarde pas à tousser lui-même, à cracher le sang, puis la phthisie arrive, avec tout son cortége d'accidents, et décompose lentement, sourdement, cette belle et puissante organisation. (D\u02b3 Bergeret, *loc. cit.*)

OBS. XXXVI. — M\u1d50\u1d49 C..., dont les ascendants vivent encore, a soigné pendant deux ans une de ses petites filles, âgée de 5 ans, affectée d'une phthisie accidentelle, qui avait succédé à une pneumonie aiguë. C'était une tendre mère; elle ne quittait jamais sa chère malade qui était son enfant de prédilection. Elle respirait continuellement l'air qui s'échappait de sa poitrine, et devait être saturé d'émanations purulentes : il existait de vastes cavernes dans les deux poumons. Deux ans après la mort de son enfant, cette mère, qui avait une constitution si robuste, venait me consulter pour une toux datant de plusieurs mois. Elle avait des cavernes aux sommets des deux poumons. (D\u02b3 Bergeret, *loc. cit.*)

OBS. XXXVII. — Une jeune fille de 14 ans, appartenant à une famille qui tenait un café à Arbois, couche dans une chambre étroite, malsaine; elle habite dans la journée une autre pièce mal aérée, ne recevant jamais les rayons solaires. Elle est pâle, étiolée, languissante, quoique issue de parents vigoureux. Il est vrai que ceux-ci ont passé une jeunesse bien différente : à cet âge ils se livraient aux travaux de la campagne, qu'ils ont quittés malencontreusement, pour se livrer à leur nouvelle industrie. La jeune adolescente ne peut franchir l'épreuve de la puberté; frêle chrysalide, elle ne parvient pas à opérer la métamorphose qui devait lui donner les ailes de la jeunesse, avec la vigueur et la santé. Elle tousse, crache le sang, devient poitrinaire. La mère, grande et belle femme, d'une constitution merveilleuse, ne quitte point son chevet. La fille morte, la mère éprouve bientôt la succession des accidents qui caractérisent la consomption pulmonaire, et va rejoindre son enfant. (D*r* Bergeret, *loc. cit.*)

Obs. XXXVIII. — Un régiment étant de passage à Arbois, pendant les chaleurs de juin, plusieurs militaires allèrent se baigner à la rivière. L'un d'eux, s'étant un peu écarté des autres, fut entraîné par le courant, dans un endroit où l'eau était très-profonde; il était mauvais nageur, il se noya. La justice me chargea de faire son autopsie; l'apparence extérieure de ce corps annonçait une bonne constitution et une santé florissante; il offrait l'embonpoint de la jeunesse, une large poitrine bien sonore. En examinant les poumons, je les trouvai criblés surtout à leurs sommets de tubercules miliaires, dont pas un n'offrait encore la moindre trace de ramollissement. Je questionnai ses chefs, ses camarades; ils me dirent que ce militaire jouissait d'une santé parfaite; mais, parmi les renseignements que je recueillis sur ses antécédents, se trouvait une particularité que je notai avec soin : il avait été infirmier pendant quelques années, et spécialement dans des salles de fiévreux où se trouvaient de nombreux phthisiques. (D*r* Bergeret, *loc. cit.*)

Obs. XXXIX. — Un enfant de 5 ans gagne une pneumonie aiguë qui passe à l'état chronique, traîne indéfiniment, et finit par avoir des cavernes pulmonaires. La mère soigne son enfant pendant près de deux ans, ayant son lit à côté du sien. Le petit malade succombe. La santé de la mère, qui était âgée de 38 ans à la mort du jeune phthisique, ne manifeste aucun dérangement pendant plusieurs années, mais à 43 ans arrive la ménopause, cette femme crache le sang et devient phthisique. L'aînée de ses enfants, grande et belle fille de 18 ans, la soigne. La mère morte, la jeune fille continue à jouir d'une santé parfaite pendant cinq ou six ans. A 24 ans elle se marie, commence à tousser à la fin de sa grossesse. La toux augmente après sa couche, on la voit dépérir très-rapidement. Après avoir essayé d'allaiter son enfant, elle est obligée d'y renoncer. La phthisie prend une allure galopante, et quatre ou cinq mois suffisent pour anéantir cette jeune et riche organisation. Son grand-père et sa grand'mère sont morts septuagénaires. (Dr Bergeret, *loc. cit.*)

Dans la deuxième séance du Congrès médical de 1867, M. Seco Baldor (de Madrid) a communiqué les deux faits suivants qui l'ont frappé ; l'année dernière ayant eu occasion de voir M. Seco Baldor à Paris, nous avons obtenu de lui l'assurance que, tout en étant demeuré anti-contagionniste, il a néanmoins observé un certain nombre de faits qui n'ont pas été sans ébranler sa conviction.

OBS. XL. — Un chef de bataillon, prédisposé par ses formes organiques à la phthisie pulmonaire, contracta cette maladie, à l'âge de 35 ans à peu près. Au bout de quelque temps, sa femme, qui était sanguine et bien constituée, devint, malgré cela, également phthisique. Les deux époux ont succombé à la même maladie, presque dans le même jour. (Seco Baldor, loc. cit.)

OBS. XLI. — Un autre individu, nerveux, délicat, mal conformé aussi, après avoir résisté pendant de longues années, à force de soins et de précautions, aux ravages de la tuberculisation pulmonaire, y succomba enfin à l'âge de 38 ans ; or, cet individu, un an avant sa mort, eut le regret de voir mourir sa femme d'une phthisie galopante, et il est à remarquer que cette femme, comme la précédente, était aussi forte et bien constituée. Ces deux cas ont eu lieu, l'un à Saragosse, l'autre à Madrid. (Seco Baldor, loc. cit.)

En 1868, M. Villemin a publié dans les Bulletins et Mémoires de la Société médicale des hôpitaux (t. V, p. 131) les deux observations qui suivent :

OBS. XLII. — Il y a environ cinq ans que je fus appelé à donner des soins à une jeune fille qui se mourait de tuberculisation du poumon et des séreuses. Elle avait perdu sa sœur aînée de la même affection depuis un an ou deux. La jeune personne succomba. Un an après, une troisième sœur devint phthisique ; elle vit encore aujourd'hui avec une caverne pulmonaire. A l'heure présente, les parents, déjà vieux, sont en parfaite santé, et n'ont souvenance d'aucun cas de phthisie dans leurs familles. Avons-nous affaire ici à l'hérédité? Je ne puis y consentir. La première jeune fille n'est pas morte d'une phthisie héréditaire, puisque aucun de ses ascendants ni collatéraux n'a été et n'est tuberculeux. Tout le monde déclarera donc qu'il s'agit, dans ce premier cas, d'une phthisie acquise. Quant aux deux autres sœurs; on dira qu'elles ont été atteintes d'un mal héréditaire, parce que leur ainée est morte phthisique. Et cependant elles n'ont pas plus hérité que leur sœur d'une affection qui ne se retrouve pas dans la souche. Si des cas pareils à ceux que je viens de rapporter devaient servir à la statistique, on en verrait assurément figurer un parmi les phthisies acquises, et les deux autres parmi les phthisies héréditaires.

Examinons maintenant ces faits sous une autre face. La première victime de cette malheureuse famille était revenue de pension avec un de ces rhumes négligés, qui jouent un si grand rôle aux yeux des gens du monde. Comme l'aînée des enfants, et comme grande fille, elle eut sa chambre dans l'appartement. Dès qu'elle fut morte, la sœur qui la suivait hérita nécessairement de la chambre, de la garde-robe, du lit, et malheureusement aussi du sort de son ainée. Ce fatal héritage incomba ensuite à la troisième jeune fille, qui ne tarda pas à manifester les symptômes de la phthisie. Eh bien, j'ai beau m'en défendre, je ne puis m'empêcher de voir dans les faits que je viens de relater, quelque chose qui ressemble beaucoup à la transmission de la tuberculose. Je sais bien qu'on me dira qu'il n'y a rien d'étonnant à ce que trois enfants étant nées, et ayant vécu dans des circonstances identiques, aient été atteintes du même mal: c'est là l'éternel et invariable argument de tous ceux qui repoussent la transmissibilié d'une maladie quelle qu'elle soit. Mais, quand dans une famille un membre se dévoue à une mère, à une sœur, à un père, à un frère phthisiques, qu'il passe des nuits, courbé sur le lit du malade et qu'il devient phthisique lui-même, est-ce donc toujours l'hérédité qui doit être invoquée? Qu'on me permette un rapprochement. (Villemin, loc. cit. Voir l'observation suivante.)

OBS. XLIII. * — Il y a quelques mois, je fus consulté par une domestique âgée de 25 ans, atteinte de tuberculisation pulmonaire à un degré assez avancé. Originaire de la campagne, forte et robuste antérieurement, elle possède encore son père et sa mère, des frères et des sœurs d'une excellente santé ; aucun exemple de phthisie dans sa famille ne lui est en mémoire. Elle raconte que depuis six mois elle a beaucoup dépéri, mais que sa maladie a débuté il y a dix-huit mois par des crachements de sang. Puis, *spontanément*, elle me dit qu'elle a *peut-être* gagné son affection en soignant une personne morte de la poitrine. Tous les

soirs, elle apportait son lit près de celui du malade. Eh bien ! combien
de femmes, de mères, de sœurs, de frères, ne se sont-ils pas trouvés
dans la condition de cette domestique qui, si elle eût soigné quelqu'un
des siens, aurait été déclarée infailliblement atteinte d'une phthisie héréditaire. (Villemin, loc. cit., p. 32.)

Nous trouvons dans le même recueil (p. 34) les trois
observations suivantes communiquées à M. Villemin par
le Dr Léger.

Obs. XLIV. * — Trousseville, liquoriste, demeurant d'abord rue Saint-
Jacques, ensuite boulevard Saint Germain, d'une excellente santé antérieure, sans phthisiques dans sa famille que je connais tout entière, se
marie à une femme qui meurt avec de vastes cavernes. Cet homme se
marie de nouveau, et six mois après il m'envoie chercher pour une
toux de sang. Je constate des tubercules, puis des cavernes. Il meurt
au bout de deux mois et demi. Sa seconde femme est atteinte elle-même
et meurt phthisique en très-peu de temps. Elle avait joui de la meilleure santé jusqu'à son mariage, et n'avait pas connaissance qu'il y eût
jamais eu de tuberculeux dans sa famille. (Dr Léger, loc. cit.)

Obs. XLV. * — Lemaire, chapelier, 26, rue Saint-Merry, homme
brun, robuste, laborieux, se marie à une femme phthisique, qui meurt
au bout d'un an. Six mois après, Lemaire commence à tousser et meurt
tuberculeux après dix-huit mois de souffrances. « C'est ma femme qui
m'a empoisonné, me disait-il ; bien des fois la nuit j'étais obligé de me
lever pour ouvrir les fenêtres, l'odeur aigre de ses sueurs m'étouffait,
et me prenait à la gorge. » (Dr Léger, loc. cit.)

Obs. XLVI. — Andreau, 14, impasse Berthaud, m'amène, en 1848,
sa femme, qui toussait et crachait le sang depuis huit jours. C'était
une de ees magnifiques Auvergnates à large poitrine, brune et fortement constituée. Au bout de six mois, elle meurt labourée de cavernes.
Andreau se remarie, et après un an, il m'amène sa seconde femme, atteinte comme la première, et qui meurt bientôt malgré la plus robuste
constitution. Andreau se remarie une troisième fois avec une femme
des mieux constituées. Cette malheureuse subit le même sort que les
deux premières. Enfin, ce nouveau Barbe-Bleue se trouva atteint lui-
même de la fatale maladie, et mourut après avoir traîné dix-huit mois.
(Dr Léger, loc. cit.)

L'observation suivante est due à M. le Dr N. Gueneau de Mussy (Leçons cliniques sur les causes de la tuberculisation pulmonaire, p. 15).

OBS. XLVII. * — Rappelez-vous ce que nous disait cette pauvre jeune femme du n° 32 de la salle Saint-Antoine. Jusqu'au dernier jour, elle a partagé le lit de son mari, et, après sa mort, elle a laissé pendant longtemps sa tête appuyée sur la tête du cadavre, froide et encore humide des sueurs de l'agonie. Il y avait deux ans qu'elle avait commencé à tousser après une couche. Cet accouchement avait été suivi d'une inflammation des organes pelviens ; la toux, qui a commencé dans ces conditions, n'a pas cessé depuis. Jusque-là elle avait joui d'une santé parfaite ; personne ne toussait dans sa famille ; elle donne sur ce point les détails les plus précis. Son enfant meurt à 18 mois, *avec des convulsions*, probablement d'une affection tuberculeuse de l'encéphale. Ainsi, là c'est la grossesse qui semble provoquer l'éclosion de la maladie thoracique, préparée, déterminée par la cohabitation avec un phthisique...

En voici une seconde qui est également due à cet observateur distingué (*Bulletins de l'Académie de médecine*, 1868. T. XXXIII, p. 243).

OBS. XLVIII. * — C'était, dit-il, en 1839 ; je reçus dans le service de Chomel, dont j'avais l'honneur d'être chef de clinique, une femme de la constitution en apparence la plus robuste ; elle présentait un développement remarquable de la cage thoracique et des muscles qui s'y attachent. En scrutant avec soin dans ses antécédents de famille, je ne pus découvrir, ni dans ses ascendants, ni dans ses collatéraux, aucune trace d'affection pulmonaire. Elle appartenait à une race exceptionnellement forte et saine ; elle-même n'avait eu dans son enfance aucune de ces manifestations qui se rattachent à la scrofule, terrain où se complait le tubercule. Mais quelques mois avant, son mari était mort phthisique ; elle lui avait prodigué jusqu'à la fin les soins les plus dévoués, et depuis quelque temps elle toussait, elle maigrissait ; ses forces déclinaient, et la teinte jaune de la cachexie commençait à couvrir les tons vigoureux dont sa peau conservait encore la trace. L'auscultation fit constater à un des sommets, des tubercules ramollis. Cette observation me frappa vivement et, à partir de ce jour, je conseillai à ceux qui vivent dans l'intimité des phthisiques ces mesures de prudence que la crainte d'une contagion possible doit inspirer aux médecins. Depuis lors, j'ai observé *bien des faits* analogues.

Nous trouvons quelques pages plus loin (p. 348), dans le même recueil, une observation tout à fait concluante, citée par M. le professeur Hardy dans son discours sur la tuberculose ; nous sommes heureux de pouvoir la reproduire ici telle qu'elle a été exposée par ce maître éminent.

Obs. XLIX. * — Il s'agissait d'un homme jeune, appartenant à une des familles médicales les plus distinguées de Paris, et ayant contracté une phthisie pulmonaire sous l'influence d'un climat froid et humide. La maladie déjà déclarée, il revient à Paris, et ramène avec lui sa femme bien portante. Il succombe après un an environ de souffrance et de maladie, et peu de temps après sa femme est prise des premiers symptômes de la même maladie qui devait l'emporter également. Eh bien, dans cet exemple, comment voir ces conditions identiques d'habitat, signalées par M. Béhier, pour expliquer la coïncidence de la maladie chez deux conjoints ? La maladie du mari a été contractée à l'étranger. Lorsqu'il revient en France, sa femme était bien portante, sa santé se soutient encore pendant plusieurs mois, et ce n'est que bien plus tard que se développèrent les premiers symptômes. Ni chez elle, ni dans sa famille, il n'y avait d'antécédents relatifs à la tuberculose, et vraiment dans des cas de ce genre, on est bien en droit de croire à la contagion. (Hardy, *loc. cit.*)

Citons encore le cas suivant, sur lequel M. Pidoux ne se prononce pas, et qui nous paraît devoir être rapporté à la contagion. (Même recueil, p. 203).

Obs. L. * — Ce cas appartient à un homme de 46 ans, chez lequel les premiers symptômes d'une phthisie aujourd'hui confirmée ont commencé six mois après la mort de sa femme phthisique, dont il avait partagé le lit jusqu'à deux mois avant sa mort. Cet homme, quoique assez chétif, s'était bien porté jusque-là ; ses parents ne sont pas morts de la poitrine, mais la toux a commencé chez lui quinze jours après un travail qui consistait à entretenir du matin au soir le feu d'une cheminée d'appel. Ce malheureux était rôti par devant et toujours couvert de sueur, tandis que le courant d'air appelé le glaçait par derrière, et que sa sueur était incessamment refroidie sur son corps. Il se disait toujours : « Tu es bien heureux si, à ce métier-là, tu n'attrapes pas la crevaison. » (*Sic.*) — Le fait est que, aujourd'hui, il a des tubercules ramollis au sommet du poumon droit. Je ne me prononce pas sur ce fait. (Pidoux, *loc. cit.*)

Et celui-ci, qui est personnel à M. Jules Guérin.

Obs. LI. — Il y a une quinzaine d'années, en effet, dit-il, j'eus à donner des soins à un malheureux phthisique chez lequel il existait une large communication entre la plèvre et les bronches, à travers une perforation tuberculeuse du poumon. Comme conséquence de son état, il s'était accumulé dans la plèvre correspondante une grande quantité de pus putréfié. Je fis une première fois l'extraction de ce pus par la méthode sous-cutanée, en présence de MM. Louis, Velpeau et Boinet. C'était une véritable infection. Ayant été obligé de renouveler l'opération plusieurs fois, je dus renoncer à donner mes soins au moribond, en proie que j'étais à une toux continue, accompagnée de fièvre, d'expectoration purulente et d'exhalation cutanées d'une odeur cadavérique. J'eus beaucoup de peine à me tirer de cet état qui dura plusieurs mois. (Bull. Académie, *loc. cit.*)

Dans le Montpellier médical de 1869, t. XXII, n° 2, p. 111 et seq. — nous trouvons trois observations très-intéressantes et très-probantes. Nous les reproduisons telles qu'elles ont été publiées par l'auteur, M. le professeur Castan.

Obs. LII. * — Le nommé G..., boucher, âgé de 40 ans, meurt phthisique à la fin de l'année 1865. La phthisie avait marché lentement et avait suivi toutes ses périodes classiques. La dernière phase de la maladie avait été caractérisée par ses symptômes ordinaires : sueurs colliquatives, crachats abondants, diarrhée continuelle, etc. Sa belle-mère, la veuve B..., âgée de 60 ans, d'un tempérament sanguin, ayant toujours joui d'une excellente santé et ne présentant aucun antécédent héréditaire fàcheux, qui habitait avec lui une maison suffisamment vaste et aérée, présente bientôt les symptômes de la tuberculisation, et, en décembre 1866, elle meurt phthisique. Nous avons déjà dit dans quelles excellentes conditions d'hérédité et de santé antérieure se trouvait cette femme ; seulement, elle avait soigné son gendre avec une assiduité et une persévérance d'autant plus grandes que sa fille, obligée de suffire seule aux soins du commerce de son mari, restait ainsi à peu près toute la journée éloignée de la chambre du malade. C'est là, croyons-nous, ce qui explique comment la maladie a pu frapper la belle-mère et non la femme. Celle-ci s'est remariée et continue à jouir d'une parfaite santé. Il n'y a pas eu d'enfants. (Dᵣ Castan, *loc. cit.*)

Obs. LIII. * — Le 1ᵉʳ septembre 1866, un homme vient nous consulter, il est à la seconde période de la phthisie pulmonaire; il nous raconte que sa femme est morte après une longue maladie, pendant laquelle elle a beaucoup toussé, craché et sué; il l'a constamment soignée et a partagé son lit jusqu'au dernier moment. Les conditions hygiéniques au milieu desquelles vivaient les deux époux étaient bonnes, au rapport du malade, ce que l'on peut facilement admettre d'après sa position sociale. Pas d'antécédents héréditaires; bonne santé habituelle; pas de symptômes de scrofule; aucun excès de quelque genre que ce soit. La seule cause qui nous paraisse admissible est donc la contagion. Nous perdons de vue ce malade après deux mois de traitement (Dᵣ Castan *loc. cit.*)

Obs. LIV. — Une femme meurt phthisique, dans une maison située dans une petite rue où l'air et la lumière ne pénètrent que difficilement. L'habitation est basse et humide; les conditions hygiéniques sont mauvaises. Quelques mois après la mort de sa femme, le mari vient nous trouver. Il présente tous les symptômes de la tuberculisation pulmonaire au premier degré. Aucun antécédent héréditaire; santé antérieure bonne; aucun excès qui puisse expliquer l'apparition de la maladie. Toutefois nous reconnaissons que, dans ce cas, les conditions hygiéniques détestables au milieu desquelles ont vécu l'un et l'autre époux ont pu exercer une certaine influence; mais nous croyons aussi que la contagion, favorisée par la cohabitation constante dans un appartement des plus étroits, doit aussi être invoquée comme cause du développement de l'affection. (Dᵣ Castan, *loc. cit.*)

M. le Dᵣ Seux, père, a publié dans le Marseille médical du 20 avril 1869, nº 4, p. 310, l'observation suivante qui nous paraît assez intéressante pour devoir être reproduite *in extenso* :

Obs. LV. * — Mme *** comptait des phthisiques dans sa famille, des scrofuleux s'y rencontraient aussi; mariée à l'âge de 27 ans, elle eut pendant une vingtaine d'années différentes hémoptysies qui ne fu-

rent jamais d'une grande gravité .Jusqu'à l'âge de la ménopause, l'affection dont Mme *** était atteinte ne se manifesta que par des crachements de sang et un peu de toux qui disparaissait rapidement; mais,
vers l'âge de 50 ans, la toux devint habituelle, une expectoration caractéristique accompagna cette dernière, et, ayant été appelé à cette
époque à soigner la malade que j'ai assistée depuis, jusqu'à sa mort, je
pus constater tous les signes physiques d'un ramollissement tuberculeux
au sommet des poumons. La maladie, pendant quelques années, ne fit
pas de progrès sensibles ; j'avais sous les yeux cette forme torpide que
tous les médecins ont observée, que j'ai vue maintes fois, et dont je
vois encore en ce moment un des exemples les plus frappants.

Toutefois, Mme *** maigrissait lentement, crachait de plus en plus,
avait de temps en temps des sueurs nocturnes excessives.

Ce fut dans ces conditions que le mari, alors âgé de 55 ans, et qui
n'avait jamais eu d'autre chambre et d'autre lit que celui de sa femme,
fut atteint d'hémoptysie. Cet homme était d'un tempérament sanguin,
n'ayant jamais eu la moindre disposition à une maladie de poitrine ; il
n'y avait pas de tuberculeux dans sa famille, dans laquelle, tout au
contraire, l'apoplexie cérébrale avait fait plusieurs victimes. Je dois
ajouter que M. *** était d'une grande sobriété et ne trouvait de bon-
heur que dans l'intimité de sa famille.

Cette première hémoptysie avait été précédée et fut surtout suivie
d'un amaigrissement notable ; de la fièvre s'établit ; l'auscultation me
révéla les signes les plus évidents de la tuberculisation pulmonaire,
les crachements de sang se reproduisirent, et après avoir langui treize
à quatorze mois, M. *** succomba à une de ces formes si remarquables
par l'arrivée immédiate de la fièvre, la promptitude de l'amaigrissement et la rapidité relative de la mort. Quel contraste avec la marche
si lente de la même affection chez Mme ***! Cependant chez elle la maladie continua à progresser lentement, mais ses progrès étaient réels,
car la malade succomba dans l'état de consomption le plus avancé.

L'affection de Mme *** avait débuté quarante ans environ avant son
décès ; la malade avait survécu treize ans à son mari.

Je dois ajouter que les époux vivaient dans la plus grande aisance et
dans les meilleures conditions hygiéniques. (Dr Seux, *loc. cit.*)

Les deux faits suivants se trouvent dans le Marseille
médical du 20 juin 1869 : ils sont dus au Dr Chaspoul, dont
ils ont fortement ébranlé les convictions anticontagion-
nistes. Nous regrettons seulement qu'ils ne soient pas plus
détaillés.

Obs. LVI et LVII. — Il y a quelques années, dit-il, je soignais une jeune phthisique, elle mourut. Son mari, très-dévoué pour elle, n'avait cessé de l'entourer de soins et de partager son lit ; à son tour il fut atteint et emporté par la forme galopante de la maladie. Il avait 36 ans, était très-vigoureux ; rien chez lui et dans sa famille ne laissait soupçonner la phthisie.

Le second exemple est tout à fait semblable au précédent, sauf que l'âge des victimes était un peu plus avancé.

Les deux observations que l'on va lire sont également dues à un médecin distingué de Marseille, M. le Dr Sirus Pirondi.

Obs. LVIII. * — M. X... est fils unique ; il est né d'une mère phthisique et morte peu de temps après ses couches. Il se marie à 25 ans. Avant cette époque, il avait eu fréquemment des catarrhes pulmonaires, avec des hémoptysies, et l'examen de la poitrine démontrait, dans un espace limité, l'existence de tubercules ramollis. Au moment de son mariage il portait une caverne et l'un de ses poumons était farci de tubercules. Il a guéri plus tard. Il épouse une jeune fille de 20 ans, type parfait de la santé, appartenant à une famille saine. Tous les ascendants, père, mère. grands-pères, grand'-mères, oncles, grands-oncles, avaient atteint une extrême vieillesse. D'abord bien réglée, la jeune femme ne tarda pas à éprouver des signes qui, à tort, font supposer une grossesse et un avortement. Un an après son mariage, troubles menstruels et digestifs ; la santé générale commence à s'altérer. A cette époque le mari a une nouvelle poussée de tubercules, avec toux, expectoration purulente, fièvres, sueurs nocturnes. Les deux époux ne cessent de coucher ensemble. La femme est bientôt atteinte de phthisie aiguë et meurt en quelques mois, ses deux poumons remplis de tubercules. Quoique maladif, le mari vit encore. (Marseille médical, n° 12, p. 1019, 1869.)

Obs. LIX. * — Jeune homme très-vigoureux. Il épouse une demoiselle très-forte, issue d'une famille nombreuse, saine et n'ayant jamais présenté de scrofuleux ni de tuberculeux. Le père du jeune homme est mort accidentellement ; sa mère a succombé à la phthisie dans un âge avancé. La bru soigne sa belle-mère avec dévouement et couche toujours dans sa chambre. — La malade morte, la jeune femme est prise de phthisie bilatérale qui l'emporte en quelques mois. (Sirus Pirondi, *loc. cit.*.)

Dans le même recueil, et dans la même séance de la Société médicale de Marseille, nous trouvons encore les deux
cas suivants, dont le premier est dû au Dr Isnard et l'autre
au Dr Méli.

Obs LX. * — Le 6 juin 1866, s'éteignait dans la consomption tuberculeuse, à 43 ans, une de mes clientes, atteinte depuis deux ans de
lésions pulmonaires droites et gauches. Son père, sa mère et ses deux
sœurs avaient joui d'une bonne santé ; son fils unique, lui-même phthisique, était mort à 25 ans, en 1864. Le mari, 54 ans, constitution très-
robuste, tempérament sanguin, n'avait jamais eu de maladie antérieure.
Vie régulière, active, entourée d'une certaine aisance. Famille très-
saine, pas de tuberculeux, pas de maladies chroniques. De quatre
sœurs, l'une fut rapidement enlevée à 28 ans par des accidents puerpéraux, quelques jours après son accouchement. Les trois autres, encore survivantes et pleines de santé, viennent d'atteindre 59, 64 et 71
ans. Le père et la mère, très-vigoureux, ont succombé à des affections
aiguës, l'un à un accès pernicieux, âgé de 55 ans, l'autre à l'âge de
71 ans. Rien à noter chez les grands-pères, grand'mères, oncles, tantes.
Notre homme avait soigné sa femme avec beaucoup de dévouement
pendant tout le temps de la maladie et avait partagé son lit jusqu'au
dernier moment. Deux ou trois mois avant sa mort, il commence à
tousser et à maigrir ; dix jours après il y a une hémoptysie : tubercules au sommet du poumon gauche. Vers le commencement de 1867,
nouvelles hémoptysies plus abondantes et plus fréquentes. Les lésions
pulmonaires s'étendent et s'aggravent sans jamais envahir le poumon
droit ; ramollissement, suppuration, cavernes ; crachats purulents, dyspnée, fièvre hectique, sueurs nocturnes, amaigrissement extrême. La
vie est très-sérieusement compromise. Cependant, vers la fin de l'annee, le malade se rétablit lentement. En mars 1868, deuxième évolution de tubercules à gauche, hémoptysies, même signes locaux et généraux que l'année précédente ; seulement ils ont moins de durée.
Nouveau rétablissement. Aujourd'hui, loin d'avoir sa santé primitive,
le malade a retrouvé une grande partie de ses forces et de son embonpoint ; il n'a pas eu d'hémoptysie depuis dix mois ; mais il conserve de
la toux, de l'oppression, avec expectoration ordinairement muqueuse.
(Isnard, *loc. cit.*)

Obs. LXI. — Voici un exemple de phthisie par contagion à marche
aiguë. Il s'agit d'un homme ayant une excellente santé. Il se marie.
Sa femme meurt phthisique dans le courant d'une première grossesse ;

quinze jours après il est lui-même pris de tuberculisation et succombe rapidement. (Dr Méli, *loc. cit.*)

Le fait suivant est dû à M. Chéreau (Union médicale, 1869, n° 22, p. 267).

Obs. LXII. — Je me rappellerai toujours deux malheureuses jeunes filles (l'une était domestique dans ma famille), amies d'enfance, nées dans le même village, d'une santé éblouissante, et qui épousèrent deux frères phthisiques. Ces derniers furent emportés moins d'un an après leur mariage ; leurs pauvres veuves ne tardèrent pas non plus à succomber aux ravages de la phthisie.

Bien qu'emprunté à la pathologie vétérinaire, le fait suivant, dû à M. Bouley, nous a paru assez significatif pour devoir être rapporté.

Obs. LXIII. — (*Gazette des hôpitaux*, 1860, p. 131.) — Dans une étable se trouve une paire de bœufs ; l'un tombe phthisique et s'en va à l'abattoir achever sa longue carrière. — Il y a donc un survivant, sain jusqu'alors, auquel on en adjoint bientôt un nouveau. Le second devient phthisique à son tour et ne tarde pas à rejoindre son premier compagnon ; un troisième a le même sort, et ainsi de suite. Il ne serait pas rare, d'après l'observation d'un de mes confrères, de voir ainsi la phthisie se propager dans la même étable.

Les cinq observations suivantes, dues à un observateur très-distingué, M. le professeur agrégé Lancereaux, sont rapportées dans la thèse du Dr Compin (Paris, 1870, p. 73).

Obs. LXIV. — *Phthisie granuleuse compliquée de pneumonie caséeuse; otite double; hémiplégie faciale.* Le nommé W... (Dominique-Georges), né et habitant à Paris, 26, rue du Petit-Carreau, âgé de 28 ans, est admis, le 8 décembre 1869, à la Charité, salle Saint-Michel, lit n° 5, service de M. le Dr Lancereaux.

Cet homme, qui paraît robuste, assure qu'il a toujours joui de la meilleure santé, quoiqu'il ait commis des excès de tous genre : excès vénériens et alcooliques. Il buvait depuis dix-huit ans deux ou trois verres d'eau-de-vie par jour, et n'a cessé de les prendre que depuis quatre mois parce qu'il ne pouvait plus les supporter.

Son père est mort à 48 ans, sa mère à 46 après une maladie qui dura huit jours à peine. Il a des sœurs et des frères qui jouissent de la meilleure santé.

Ce malade, dont on tire difficilement des renseignements à cause d'une grande surdité, raconte qu'il a couché en 1865 et 1866 (deux ans) avec un de ses camarades qui était poitrinaire, toussait, crachait et transpirait énormément. Ce camarade mourut à la fin de 1866 à la Pitié, cinq semaines après son entrée à cet hôpital. W... avait donc partagé son lit presque jusqu'à la fin de la maladie.

Moins d'un an après, en 1867, W... remarque qu'il est essoufflé, qu'à la moindre course il respire avec peine ; il ne tousse pas encore ou fort peu, mais il constate qu'il maigrit ; en 1868, ces symptômes persistent, et l'amaigrissement continue, Au mois de juin 1869, il tousse et se met à cracher bientôt avec abondance. Il n'a jamais eu d'hémoptysie, mais ses forces diminuent ainsi que l'appétit, et il entre à la Charité.

Etat actuel, 20 décembre 1869. — Le malade se plaint d'une sensation douloureuse à la partie médiane du mollet. La pression l'augmente notablement, le pincement de la peau ne l'aggrave pas.

On note un écoulement abondant des oreilles, surtout à droite. L'auscultation révèle au sommet droit une large excavation presque sèche, souffle caverneux. A gauche, induration, pas de souffle appréciable, absence de râles.

Fièvre modérée.

Le 18 janvier. Diarrhée abondante, sous-nitrate de bismuth, 4 gr.; diascordium, 6 gr.

On s'aperçoit qu'il est survenu une hémiplégie faciale complète du côté droit. Bouche déviée à gauche; impossibilité de fermer l'œil droit.

Le 28. La diarrhée reparaît, la face est décolorée et abattue.

Le 11 février. La muqueuse buccale commence à rougir ; aphthes à la face interne des lèvres.

On note à l'auscultation : souffle caverneux dans toute l'étendue des fosses sus-épineuse et sous-scapulaire, sans râles à l'inspiration à droite. A gauche, respiration dans toute l'étendue du poumon ; mais peu d'expansion vésiculaire au sommet ; respiration rude, souffle profond à l'inspiration, crachats spumeux, un peu adhérents.

Pas d'œdème aux jambes.

Le 13. Langue sèche, soif vive, pouls 108; diarrhée presque nulle.

Le 16. La diarrhée a recommencé depuis hier, elle est très-abondante.

Le 17. Orthopnée, sensation d'étranglement, face livide, asphyxie imminente. La respiration s'entend dans les bronches, surtout en arrière;

— 55 —

pas de murmure vésiculaire. Le mal a fait beaucoup de progrès depuis quelques jours, la température s'étant fortement abaissée.

Le 21. Mort ce matin.

Le 22. Autopsie.

Cerveau, sain.

Rocher droit. Ostéite suppurée, pus dans les cavités de l'oreille droite; cavités de l'oreille gauche tapissées d'une membrane muqueuse injectée.

Dans la plèvre gauche, sérosité citrine abondante, refoulant le poumon en dedans.

A la surface du poumon gauche, on trouve des fausses membranes récentes, vasculaires.

Les lobes supérieurs des deux poumons sont farcis de granulations miliaires grisâtres et de points pneumoniques ramollis au centre, séparés par des trac us fibreux. Petites excavations à gauche, à droite une plus vaste au sommet.

Lobes inférieurs crépitants par places, granulations analogues à celles du sommet, demi-opaques.

Ganglions bronchiques volumineux, quelques-uns caséeux au centre.

Foie un peu gras. Rate, reins, estomac, sains.

Intestins. Muqueuse un peu injectée.

Larynx. La muqueuse des cordes vocales inférieures est blanchâtre, épaissie.

Obs. LXV. * — *Phthisie granuleuse compliquée de pneumonie caverneuse.* — Le 4 octobre .869, entre à la salle Sainte-Marthe service de M. le Dr Lancereaux (Charité), lit nº 5, la nommée B .. (Zoé), âgée de 31 ans, domestique, née à Chatenay (Eure-et-Loir).

Cette femme, brune, sanguine, d'une riche carnation, a toujours été bien portante.

Sa mère jouit d'une santé parfaite. Son père est mort lorsqu'elle était encore enfant, d'une fluxion de poitrine. Elle a un frère, vigoureux et très-robuste. Elle n'a jamais entendu parler de poitrinaire dans sa famille.

Elle raconte que peu de temps après son mariage son mari reçut à la poitrine un choc violent d'une voiture. Il tombe malade, se met à tousser, à cracher du sang et à maigrir. Sa maladie dure cinq années, pendant lesquelles elle ne cesse de le soigner et de coucher avec lui. Il avait alors des sueurs si abondantes qu'il changeait jusqu'à cinq ou six fois de chemise en vingt-quatre heures. Il entre en février 1868 à l'hôpital, où il meurt le 27 octobre de la même année.

Tandis que son mari entrait à l'hôpital, cette femme venait à Paris et se plaçait comme domestique chez un marchand de vins.

Pendant l'hiver 1868-1869, cette femme qui avait joui jusqu'alors de la meilleure santé, se met à tousser. Depuis lors elle n'a pas cessé de tousser, de cracher abondamment. L'été dernier elle a eu plusieurs hémoptysies, et a vomi du sang à plusieurs reprises. Sous l'influence de la saison, une légère amélioration s'est manifestée.

La menstruation s'arrête brusquement, après avoir été jusque-là bien réglée.

Elle entre à l'hôpital de Corbeil; elle en sort quelque temps après sans être mieux portante. Son état s'aggravant, elle vient à la Charité le 4 octobre.

Etat actuel. — Amaigrissement considérable; la malade tousse et crache abondamment.

A la percussion, on trouve : matité au sommet droit avec perte d'élasticité. A la base du même côté, la matité est moins prononcée; il y a plus d'élasticité. En avant, submatité sous la clavicule. A gauche, sonorité norma'e. En arrière, en avant, moins d'élasticité.

Par l'auscultation on constate : au sommet droit, en arrière, gargouillement profond pendant la toux, souffle à l'expiration, affaiblissement du murmure vésiculaire. En avant, souffle caverneux sous la clavicule droite.

A gauche, léger bruit de frottement; pas de râles ni de craquements.

Rien au cœur.

Fièvre le soir depuis un mois.

Anorexie, digestion difficile ; le foie déborde à peine.

On prescrit : sirop antiscorbutique, 30 grammes; pilules de quinquina ; julep avec extrait thébaïque.

18 janvier. Il y a quelques jours, la malade s'est plainte d'un point de côté à gauche ; douleur diffuse qui a duré pendant une nuit pour disparaître le matin. Aujourd'hui les traits sont plus altérés, la soif est intense, la peau plus chaude.

Le pouls bat 120 fois à la minute. L'appétit est nul.

A l'auscultation on entend au-dessus du sein gauche un souffle surtout inspiratoire, un peu plus rude que le souffle tubaire. Il se prolonge vers la région axillaire, sans être accompagné de râles ; mais si on fait tousser la malade, on entend une crépitation profonde. En arrière, du même côté, respiration un peu exagérée.

A droite, dans la fosse sous-épineuse, souffle analogue à celui qu'on perçoit à gauche ; sous la clavicule, souffle caverneux.

Diarrhée depuis deux ou trois jours. Temp. 38. Prescription : vésicatoire entre les deux épaules. Potion de Todd.

20 janvier. Même état.

16 février. Depuis trois jours, accès de fièvre avec chaleur de deux à six heures du soir, sans sueurs nocturnes. Coloration jaunâtre du visage autour des yeux et de la bouche.

Dans la fosse sus-épineuse droite, le souffle caverneux s'est étendu ; la respiration est rude.

On prescrit : sulfate de quinine 0,50 centig.

1er mars. Altération de la voix, enrouement très-marqué.

Sortie le 10 mars dans un état grave.

Obs. LXVI. * — *Phthisie granuleuse généralisée. Thrombose fémorale.* — Le 27 octobre 1869, entre à la Charité, salle Sainte-Marthe, la nommée B... (Catherine), âgée de 42 ans, née à Metz (Moselle), piqueuse de bottines. Cette femme occupe le lit n° 9. Elle est atteinte d'une phthisie pulmonaire au dernier degré, et présente plusieurs excavations aux sommets.

Le 14 novembre, la jambe gauche enfle.

Le 22. La droite a présenté le même phénomène. Cette femme, chez laquelle la maladie a débuté quatre ans auparavant, éprouve de vives douleurs aux mollets. Lorsqu'on pince la peau de ces parties, la souffrance est très-vive ; elle est moins intense à la pression.

Elle meurt le 29 novembre. L'autopsie est faite.

Autopsie. — Cœur petit, par suite de la diminution du sang.

Les poumons sont pleins de granulations ; ils sont emphysémateux au bord libre inférieur. Adhérences au sommet.

A droite, au sommet, large excavation dont le fond est bridé par des vaisseaux et des bronches. Granulations en amas.

Les ganglions bronchiques sont augmentés de volume.

Les bronches sont altérées.

Le foie déborde et a subi la dégénérescence amyloïde ; couleur noire, muscade.

La rate est ferme, lisse, onctueuse à la coupe, augmentée de volume.

, L'estomac est pigmenté, petit, plissé, revenu sur lui-même.

L'intestin grêle, l'iléon, le côlon transverse et ascendant présentent à leur face externe des granulations formant des zones de 3 à 4 cent., à leur face interne des ulcérations sinueuses.

Le cæcum et les côlons sont criblés d'ulcérations serpigineuses, n'atteignant que la muqueuse, et présentant sur leur fond de fines granulations tuberculeuses. Les bords festonnés de ces ulcérations sont excavés. L'appendice iléo-cæcal est altéré, ulcéré, épaissi.

Les reins présentent quelques granulations.

Thromboses dans la veine fémorale gauche.

L'épiglotte est tuméfiée par suite de l'épaississement de la muqueuse.

Les replis arythéno-épiglottiques sont épaissis, la muqueuse est garnie de granulations blanchâtres. Celles-ci sont visibles notamment au-dessus des cordes vocales supérieures. On constate de petites érosions sur la surface de la muqueuse du larynx, qui est ulcérée et noirâtre.

Dans la portion sous-glottique du larynx, la muqueuse est moins boursoufflée. On y aperçoit de fines granulations qui se continuent dans la trachée.

Pendant que cette femme était à l'hôpital, son mari y vint aussi. C'est un nommé Bell... (Michel), âgé de 46 ans, profession de brossier, né à Metz (Moselle), demeurant à Paris, 12, rue des Deux-Portes-Saint-Sauveur. Le 10 novembre il est à la salle Saint-Michel, lit n° 12, service de M. le Dr Lancereaux.

Ce malade raconte qu'il coucha pendant tout le temps avec sa femme, qui crachait abondamment : il est convaincu que sa maladie a été contractée dans cette cohabitation constante. Il prétend n'avoir commencé à tousser que depuis six mois ; mais, déjà longtemps auparavant, il avait remarqué que sa voix était altérée, et qu'il maigrissait.

L'auscultation révèle l'existence des symptômes suivants :

En arrière, souffle aux deux sommets. Quelques gros craquements. En avant, au-dessous de la clavicule, souffle légèrement creux ; au même niveau, râles disséminés et irréguliers.

On administre le 18 novembre, 0 gr. 30 de chloral pendant deux jours ; il éprouve un soulagement bien marqué.

Il sort, mais pour rentrer le 15 décembre suivant. Le diagnostic est confirmé. En effet, du 15 décembre au 9 janvier, le malade a considérablement maigri. Les lésions pulmonaires et laryngées ont marché.

Du 15 décembre au 9 janvier, ce malade s'est de plus en plus amaigri, en sorte qu'à sa sortie il était squelettique, très-faible, et ne paraissait pas devoir vivre au-delà du mois de février.

Le point remarquable chez cet homme, c'est que les voies respiratoires, trachée, larynx, ont été primitivement affectées, comme d'ailleurs cela s'était déjà produit chez la femme.

Dans sa famille, il n'y avait aucun antécédent tuberculeux, mais il est vrai de dire que la profession exercée par le malade peut prédisposer à la phthisie.

Obs. LXVII. * — *Phthisie caséeuse.* — Sov... (Pierre), 35 ans, homme de peine, né à Souliac (Lot), demeurant à Paris, rue de Vaugirard, 348, entre le 20 février 1870, salle Saint-Michel, à la Charité ; il occupe le lit n° 6, même service.

Cet homme, d'une taille assez élevée, à poitrine large, a toujours eu une santé excellente, il affirme n'avoir jamais été malade et les poils qui couvrent ses membres en abondance annoncent une constitution virile et robuste. Il a les cheveux bruns, et malgré l'amaigrissement considérable qu'il a subi, on peut constater encore qu'il était vigoureusement musclé.

Ses père et mère sont bien portants et déjà très-âgés. Il a une sœur très-forte et d'une merveilleuse santé. Une autre est morte d'une maladie de cœur.

Il a été soldat, a séjourné quatre ans en Afrique et trois ans en France.

Il a des habitudes de sobriété et n'a jamais fait d'excès.

Il y a huit ans, il arrive à Paris, s'y marie. Deux ans après, sa femme meurt de la poitrine, après avoir très-longtemps maigri, toussé, craché du sang d'abord, « des crachats jaunes » (sic) ensuite. Elle avait la nuit des sueurs abondantes.

Ce malheureux couche et cohabite sans cesse avec sa femme ; il n'abandonne son lit que quelques semaines avant sa mort.

Trois mois après, il commence à tousser, il croit à un simple rhume et continue à travailler ; mais son rhume persiste et ne fait qu'augmenter.

Il y a dix mois, il a coup sur coup deux hémoptysies et remarque qu'il a maigri considérablement.

En mai et juin, il entre à l'hôpital Necker. Sous l'influence du repos et des soins qu'on lui accorde, il croit avoir repris quelques forces et sort. Mais de plus en plus affaibli, il rentre à la Charité.

Etat actuel. — 22 février. Facies très-altéré ; respiration courte et anxiété, dyspnée ; enrouement qui va presque jusqu'à l'extinction complète de la voix ; pouls 88.

En arrière, matité et souffle caverneux dans la fosse sus-épineuse droite ; souffle caverneux au niveau de la fosse sous-claviculaire, en avant et à droite, respiration rude.

A gauche, râles muqueux en arrière, dans la presque totalité du poumon. En avant, craquements humides sous la clavicule gauche.

Mains violacées ; nez effilé.

Pas de diarrhée, mais sueurs nocturnes abondantes.

Voix très-altérée ; gêne au larynx ; dysphagie.

24 février. La dyspnée a augmenté ; voix presque éteinte ; pouls 72.

Le 28. Facies de plus en plus altéré ; expectoration abondante de crachats salivaires avec masses jaunâtres étalées. La dyspnée est excessive ; diarrhées. Ce malade sort le 12 mars, malgré la gravité de son état.

Obs. LXVIII. * — *Phthisie caséeuse.* (Sommet droit.) — Salle Sainte-Marthe, lit n° 4 (Charité), est couchée une jeune femme de 23 ans, nommée Laure N..., lingère.

Cette jeune fille est née à Neufchâtel, en Suisse. Développement moyen : cheveux châtain-foncé, tempérament lymphatique. Ses père et mère qui habitent la Suisse sont vivants et jouissent de la meilleure santé ; ses grand père et grand'mère de même. Elle a une sœur à Londres, qui est également bien portante.

En juillet 1868, elle fait connaissance, à Paris, d'un jeune homme malade de la poitrine depuis deux ans ; il tousse, crache et a beaucoup maigri. Elle vit maritalement avec lui pendant trois mois, et déclare que ses fonctions génésiques n'étaient pas entièrement abolies (sic). Sa maladie augmente, il prend de la fièvre ; une toux incessante, suivie d'une expectoration abondante le force à garder le lit. Ses forces déclinent rapidement, un médecin est appelé qui conseille à la jeune femme de cesser de coucher avec le malade. Elle suit ce conseil, mais celui-ci meurt quinze jours après.

Il avait eu pendant toute sa maladie des sueurs nocturnes abondantes. Sa mère était morte phthisique. Il était âgé de 25 ans à l'époque de sa mort.

En juin 1869, 7 mois après la mort de ce jeune homme, la jeune N..., bien portante jusque-là, commença à tousser. Elle revient à Paris en qualité de lingère. Elle remarque qu'elle est très-essoufflée et que la course qu'elle fait chaque jour pour aller à son magasin, la fatigue beaucoup.

Elle maigrit et continue à tousser.

Il y a sept semaines, elle est prise de diarrhée. Depuis un mois, elle expectore abondamment. Elle entre à l'hôpital le 26 février 1870.

Etat actuel. — Emaciation générale ; aménorrhée depuis le mois de juin dernier.

Expectoration et sueurs nocturnes abondantes. La percussion et l'auscultation indiquent qu'elle est atteinte de la même maladie que son amant.

En arrière, matité et défaut d'élasticité dans toute la fosse sous-épineuse droite ; à gauche un peu moins d'élasticité ; en avant, submatité, sous la clavicule droite ; sonorité à gauche.

En avant et en arrière, souffle caverneux et gargouillement au sommet droit ; expiration prolongée à gauche. Anorexie.

Légère douleur du foie par la pression. Cet organe déborde un peu.

Les sept observations qui suivent sont empruntées à la thèse du Dr Compin; elles lui ont été fournies par son père qui depuis vingt-huit ans exerçait avec distinction la médecine à Charolles (Saône et Loire) et qui se trouvait ainsi parfaitement placé pour connaître les antécédents de ses malades, et ne faire à la contagion que la part qui lui paraissait légitimement due.

Obs. LXIX. * — Le nommé B..., voiturier, habitant près de Charolles (Saône-et-Loire), âgé de 28 à 30 ans, perd sa femme d'une phthisie lente, qui a duré près de deux ans. Cet homme est fort, vigoureux, d'une santé et d'une constitution excellentes. A plusieurs reprises, le Dr Compin lui défend de coucher dans le même lit que sa femme, il continue avec entêtement à le faire jusqu'à la mort de celle-ci. B... se remarie quelques mois après avec une jeune femme très-robuste et d'une santé parfaite; ses antécédents héréditaires sont excellents, il n'y a pas de tuberculeux dans sa famille, pas plus que dans celle de B...

Six mois après ce nouveau mariage. B... a une hémoptysie, et une phthisie aigue l'emporte rapidement en six mois. Un an s'était à peine écoulé depuis sa mort, que sa seconde et jeune femme (elle avait à peine 25 ans) est prise aussi de toux, d'hémoptysie, et meurt d'une phthisie bien caractérisée, après onze mois de maladie. Il n'y avait pas eu d'enfants.

Obs. LXX. * — Un sieur S..., tailleur d'habits à Viry, atteint à 28 ans d'une phthisie pulmonaire à marche lente, a résisté plus de deux ans aux ravages de la maladie. A la fin, les cavernes envahissaient la presque totalité des sommets des deux poumons. Il meurt. Sa femme, qui pouvait passer pour un type de force et de santé, qui n'avait jamais eu auparavant aucune maladie, dont la famille est encore tout entière vivante et ne compte dans son sein aucun phthisique est prise, quinze mois après la mort de son mari, d'abondantes hémoptysies qui se renouvellent à plusieurs reprises. Des cavernes se forment rapidement, et la malade succombe six mois après, sous les étreintes du fléau. Dans ce cas. la maladie s'est rapidement généralisée, ainsi que l'ont démontré des diarrhées colliquatives qui survinrent au bout de peu de temps, et qui reparurent à plusieurs reprises; aussi, la malheureuse mourut-elle dans le dernier degré du marasme. Elle avait cessé de coucher avec son mari, d'après les conseils de mon père, mais seulement trois mois avant sa mort.

Obs. LXXI.*—Un cabaretier nommé Bur..., de Baron..., petit village des environ de Charolles jeune, grand, à poitrine large, vigoureux, avait épousé une jeune femme d'assez belle santé en apparence, mais ayant dans sa famille des antécédents tuberculeux. Quelques années après son mariage, elle devient phthisique et lutte pendant dix-sept mois contre la maladie. Son mari la soigne assidument, ne cesse pas de cohabiter avec elle. Un an après, il est phthisique et meurt en moins de dix mois. Il n'y avait jamais eu de phthisique parmi ses ascendants.

Obs. LXXII. * — Un meunier de D..., près de la Clayette, à 16 kilomètres de Charolles, devient phthisique, il meurt au bout de dix mois. Sa femme qui était dans les meilleures conditions de santé et d'hérédité, le suit vingt-huit mois après dans la tombe, emportée par la même maladie.

Obs. LXXIII. * — La femme J... avait épousé un maréchal-ferrant de Colomb..., village du même arrondissement. Elle devient poitrinaire. Son mari, homme fortement musclé, à la poitrine développée, d'excellente constitution, et dans la famille duquel on aurait vainement cherché un phtbisique, quittait sans cesse son lourd marteau pour donner les soins les plus assidus, les plus dévoués à sa femme; il ne cesse de coucher dans son lit. Vingt-huit mois après, il mourait de phthisie pulmonaire, épuisé, complétement émacié par la cruelle maladie qui finit par terrasser cette puissante organisation.

Obs. LXXIV. * — Je me rappelle encore un tailleur de pierres auquel j'ai donné mes soins et qui fut emporté en treize mois par une phthisie pulmonaire à marche rapide. Il avait 28 ans et la maladie avait débuté par le poumon gauche. Sa femme, jeune et plantureuse, qui avait les meilleurs antécédents héréditaires et constitutionnels, partit pour Paris quelques mois après sa mort. On vient de m'annoucer qu'elle a succombé récemment à la tuberculose, juste deux ans après le décès de son mari. Elle avait éprouvé les premiers symptômes dès son arrivée dans la grande ville.

Obs. LXXV. — Le nommé Priest, garde particulier à Champeaux, commune de Bragny, avait une fille de 17 ans qui, à la suite d'une pneumonie double. continua à tousser, et mourut au bout de cinq mois avec des cavernes énormes dans les deux poumons. — Ce fait date de l'année dernière.

Le garde élevait à ce moment six chiens de chasse, quatre chiens courants et deux chiens d'arrêt. Ces six chiens léchaient avec avidité les crachats purulents, et excessivement abondants qu'expectorait la jeune phthisique, ainsi que ses déjections alvines, qu'on jetait sans précaution dans un coin de la cour. Tous les six moururent successivement, après avoir avoir toussé, craché et dépéri rapidement. Le garde, stupéfait et convaincu que leur mal venait des crachats qu'ils avaient avalés, en ouvrit deux et trouva, ainsi qu'il le raconta immédiatement à mon père, « les foies pourris ; » ce sont ses expressions. Il est utile de dire que dans nos campagnes on appelle les poumons des animaux « *les foies blancs.* » Plusieurs des clients de mon père, habitant la campagne, lui dirent depuis qu'ils avaient vu mourir leurs chats de la même façon. Ils toussaient, maigrissaient au point de n'avoir que la peau et les os, et cela après avoir mangé des crachats répandus sur le plancher par des poitrinaires.

Enfin nous empruntons à la thèse du Dr Compin une dernière observation qui lui a été communiquée par le Dr Gros, de Luzy (Nièvre).

Obs. LXXVI. * — Il y a longtemps que ma conviction est faite sur la thèse que vous voulez soutenir, et s'il cherchait bien dans ses souvenirs, il n'est guère de praticien dans nos campagnes, où tout se réunit pour rendre jusqu'à la fin une cohabitation entre époux nécessaire ou forcée, qui n'ait par devers lui quelques faits semblables à celui que je vais vous citer. Quoique ce fait se soit passé il y huit ou dix ans, il m'a tellement frappé qu'il est resté aussi présent à mon esprit que s'il datait d'hier.

Au mois de mars 1861, je suis appelé à 12 kilomètres de Luzy, auprès de la femme d'un nommé L..., garde particulier, homme de 40 ans, remarquable par sa taille élevée et sa constitution véritablement athlétique. Cette femme de 30 à 35 ans, malade depuis plusieurs mois, complétement émaciée, porte au sommet du poumon gauche une excavation énorme et présente tous les symptômes d'une phthisie arrivée à sa dernière période. J'avertis le mari, qui du reste ne se fait aucune illusion, et l'engage à cesser, si déjà il ne l'a fait, toute cohabitation avec la malade.

Cette femme succombe, bien entendu, peu de temps après. Six mois à peine écoulés, le veuf, dans toute la force de l'âge, convole à de secondes noces, et cette fois avec une femme plus jeune et qui paraît robuste. Un an se passe ; je suis appelé de nouveau chez L.... Sa femme est accouchée heureusement, dit-on, mais l'enfant est mort, et, depuis, la mère tousse et est oppressée. L'examen démontre une phthisie galopante, et la seconde épouse va bientôt rejoindre la première.

Ceci est le premier chapitre de mon observation. J'ai dit que L... était d'une constitution robuste et d'une force peu commune. Aussi, quand huit ou dix mois après son second veuvage, je fus appelé à le visiter, restai-je stupéfait du changement opéré dans sa personne. Peu de temps après la mort de sa seconde femme, L... avait éprouvé quelques quintes d'une toux sèche, et ressenti quelques frissons de fièvre. Quoique en même temps il se sentit maigrir, confiant dans sa force, il ne se préoccupait pas trop et ne se soignait pas du tout. Mais du moment qu'il se mit à cracher, le souvenir de ce qui s'était passé lui revint à l'esprit, et sa première parole à mon arrivée fut celle-ci : « M. le docteur, j'ai pris la maladie de mes femmes. » C'était malheureusement trop vrai. Tout fort qu'il fût, la maladie le terrassa ; seulement elle y mit plus de temps. Voilà la seconde partie du drame.

Vous pensez bien qu'en présence d'un tel fait, j'ai dû prendre sur L... et ses ascendants les renseignements les plus précis. Rien qui puisse autoriser l'idée d'une phthisie constitutionnelle. La première maladie de cet homme fut la dernière.

Je ne verrai jamais là une simple coïncidence. Si même je disais toute ma pensée, c'est que la seconde femme, en entrant dans cette maison contaminée, en couchant dans le lit, en s'appropriant le linge de corps de la première victime, a pu prendre là, elle aussi, le germe de la maladie.

Depuis bientôt trente ans que je fais de la médecine, j'ai vu *bien d'autres cas* : dans aucun l'enchaînement des faits ne s'est montré pour ainsi dire aussi logique. Pour ma part, j'ai l'intime conviction que *sous certaines conditions* la phthisie pulmonaire est contagieuse.

Obs. LXXVII. — (Josat de Romagnat, in l'*Investigateur*, journal de l'Institut historique. Avril 1841.)

Il semble même qu'il y ait des *contagions de santé*, comme il y a des *contagions de maladies*. En effet il est d'observation que des malades au milieu d'hommes bien portants recouvrent plus rapidement la santé, ou que du moins leur convalescence est constamment plus rapide et plus sûre. J'ai fait de cette observation un principe que je mets souvent en pratique. Une jeune fille de 13 ans chez laquelle une phthisie tuberculeuse au deuxième degré était bien manifestement établie fut confiée à mes soins. Sans faire concevoir à la famille plus d'espoir que je n'en avais moi-même, je n'employai pas moins à la traiter toutes les ressources connues des praticiens et quelques-unes qui me sont propres. J'obtins la cohabitation constante, le jour et la nuit, dans un lit

— 65 —

commun, de la malade avec une autre jeune fille, moins âgée de deux ans et d'une santé modèle; la malade est aujourd'hui guérie, mais sa compagne, si fraîche, si colorée, si parfaitement bien portante en un mot, est devenue pâle, maigre, triste et malade, et ce n'est que par des soins soutenus et un traitement méthodique qu'elle arrive lentement à une guérison qui, je l'espère, ne se fera plus longtemps attendre.

Réflexions. — L'observation qu'on vient de lire n'est pas à la vérité, absolument probante au point de vue de la contagiosité de la phthisie ; l'auteur, en effet, ne nous dit pas quelle est la maladie qui s'est développée chez la jeune fille bien portante qu'il a, par une hygiène savamment combinée, réussi à rendre malade ; mais il ne nous semble pas que nous dépassions les limites de la vraisemblance en supposant que l'affection dont elle a été atteinte est précisément celle qu'elle avait mission de guérir. Mais si le fait que M. Josat rapporte avec une si admirable naïveté, et sans manifester le moindre regret de cette expérience de thérapeutique fantaisiste, si ce fait, disons-nous, n'est pas concluant au point de vue de la contagion de la phthisie, il l'est éminemment au point de vue de l'hygiène, et c'est à ce titre surtout que nous l'avons rapporté. Alors même que les personnes qui vivent en relations trop étroites avec les tuberculeux ne seraient exposées qu'à devenir « pâles, maigres, tristes et malades » et à n'arriver que « lentement » à la guérison « par des soins soutenus et un traitement méthodique, » cela vaudrait encore la peine de leur prescrire quelques précautions, tout comme si la tuberculose était contagieuse.

Obs. LXXVIII. * — (Professeur Castan, in Montpellier médical 2 février 1871.)

Mme X...., jeune femme de 22 ans, d'un tempérament lymphatique très-prononcé, se maria il y a environ quatre ans; ses antécédents ne présentent rien de particulier; quelques symptômes de scrofule son cependant constatés dans son enfance. Du côté de l'hérédité, rien absolument à noter; le père et la mère vivent encore et ont toujours été bien portants; ses sœurs jouissent également d'une bonne santé. Les conditions hygiéniques au milieu desquelles a vécu notre malade sont bonnes. Il y a deux ans et demi, Mme X... accoucha d'un enfant mort-né par suite de la longueur et de la difficulté du travail; les suites de couches se passèrent normalement.

Il y a six mois, un second accouchement donna naissance à un enfant bien constitué, que malheureusement la mère s'obstina à vouloir nourrir; les deux premiers mois se passèrent assez bien; mais à cette époque, de la fatigue, de la toux et de l'amaigrissement commencèrent à se manifester. Malgré nos conseils, Mme X... persista dans son désir de continuer à allaiter son enfant, et ce ne fut qu'au quatrième mois que, voyant son état empirer, elle consentit à le sevrer. A ce moment les signes d'une tuberculisation déjà confirmée existaient; le mal fit de continuels et rapides progrès; la fonte tuberculeuse amena bientôt la formation de cavernes multiples; tous les symptômes de la fièvre hectique se déclarèrent; M. le professeur Combal, appelé dans les derniers jours de la maladie, en consultation, constata comme nous toute l'étendue du mal. Mme X... mourut six mois après son accouchement.

Il nous reste à insister sur le point capital de cette histoire.

Le mari de Mme X... est tuberculeux depuis longtemps déjà. Appelé à lui donner des soins peu de temps après son mariage, nous pûmes constater la présence de tubercules dans les poumons; depuis lors, nous avons eu bien des fois l'occasion de la revoir et nous avons pu nous assurer que la tuberculisation, quoique marchant avec lenteur, faisait des progrès réels. Un séjour chaque année aux Eaux-Bonnes, un traitement approprié en hiver et sur lequel il est en ce moment inutile d'insister, modèrent la marche du mal, sans l'entraver complètement. Les tubercules sont aujourd'hui arrivés à la période de ramollissement; les symptômes généraux sont en rapport avec l'état local. Nous insistons cependant sur ce point que le malade est fréquemment atteint de sueurs nocturnes, et, enfin, nous ajoutons qu'il a toujours partagé la chambre et le lit de sa femme.

Obs. LXXIX. * — (J. Bernard, thèse de Montpellier, 1872, n° 46.

V..., 26 ans, tempérament sanguin, est né en Dauphiné, de parents ayant tous acquis un âge très-avancé, en remontant à trois générations. Il n'a jamais été malade.

Son frère puîné, âgé de 21 ans, et aussi robuste que lui, vient habiter une ville du Midi, où, sous l'influence d'une pluie pénétrante, il contracte une bronchite catarrhale qu'il néglige absolument. Six mois se passent dans cet état sans interruption d'une profession pénible, lorsque, à bout de forces, il rentre dans sa famille.

Le malade est maigre, profondément anémié ; il a une toux fréquente et pénible. Survient bientôt une hémoptysie qui fait craindre le développement de tubercules dans les poumons. On constate en, effet, sous les deux clavicules, particulièrement sous la droite, une matité et une rudesse de la respiration assez considérables. On prescrit de l'huile de foie de morue.

Bientôt nouvelles hémoptysies ; les crachats deviennent abondants. L'état local des poumons est en rapport avec l'état général. Enfin le malade est pris de sueurs nocturnes et de diarrhée, et au bout de cinq mois et demi il meurt après avoir parcouru toutes les périodes de la phthisie pulmonaire.

Pendant tout le cours de sa maladie, son frère aîné, qui l'aimait beaucoup, ne l'a pas quitté un seul instant et n'a voulu confier à personne le soin de veiller sur lui. Il s'établit à son chevet lorsqu'il ne peut plus partager sa couche. La mort seule peut les séparer.

Sa santé a subi une rude atteinte pendant ce temps ; il est pâle, amaigri, vieilli. Cependant sous l'influence d'un voyage et de la reprise de ses occupations habituelles, les forces reviennent, le teint s'améliore ; tout semble fini.

Trois mois après la mort de son frère, V... est atteint subitement de violentes hémoptysies. Ces hémorrhagies effraient beaucoup le malade, qui dès lors ne doute plus de subir le sort de son frère. En effet, un examen approfondi fait découvrir le développement de tubercules sous la clavicule droite.

Malgré le traitement institué, malgré les soins intelligents de son médecin et de sa famille, malgré toutes les précautions convenables, le malade voit son mal empirer chaque jour ; dyspnée, douleurs thoraciques, toux fréquente, crachats abondants, anorexie, insomnie. L'état du malade inspirait des craintes sérieuses à sa famille qui, sur l'avis du médecin, l'engagea à aller prendre les eaux de Montbrun-les-Bains.

A cette époque, V... est dans une situation déplorable (1^{or} août 1869). Il est pâle, d'une maigreur extrême, le moindre mouvement le fait transpirer ; chaque nuit il transpire abondamment, les crachats sont abondants et jaunâtres, appétit et sommeil presque nuls ; à la percussion on constate, sous la clavicule droite, le *bruit de pot fêlé* ; à l'auscultation, tantôt du gargouillement, tantôt du souffle amphorique, l'existence d'une caverne et d'une phthisie au troisième degré est manifeste.

On institue le traitement suivant : régime *ad libitum*, deux cuillerées d'huile de foie de morue dans la journée, deux séances d'inhalations gazeuses, d'abord de cinq minutes, puis d'un quart d'heure ; trois quarts de verre d'eau minérale.

Au bout de cinquante jours de traitement, il y a amélioration considérable ; les forces et l'appétit sont revenus, les transpirations sont supprimées, la respiration est moins fréquente et plus ample ; la matité sous-claviculaire existe toujours, mais le gargouillement a disparu. Le malade se porte très-bien. Seulement aujourd'hui il est facilement essoufflé pendant la marche.

Obs. LXXX. * — (J. Bernard, thèse de Montpellier, 1872, n° 46.)

Mme G..., âgée de 27 ans, est née dans un village des montagnes du Vivarais. Sa famille a toujours eu une longévité remarquée. Son père et sa mère, âgés l'un de 60 ans, l'autre de 61 ans, jouissent également d'une très-bonne santé.

Réglée à 14 ans, mariée à 21, et accouchée à 22 ans, Mme G... n'a jamais éprouvé la moindre atteinte dans sa santé.

En mars 1867, son mari est atteint de phthisie pulmonaire, et après avoir traversé toutes les phases de cette terrible affection, il meurt de consomption en juin 1868.

Mme G... n'a pas quitté un seul instant son mari pendant cette longue agonie, partageant sa couche et subissant toutes les angoisses d'une situation qu'elle connaissait.

Sa santé a subi une rude atteinte pendant ce temps-là.

Les règles sont supprimées ; la malade éprouve de fréquentes douleurs dans la poitrine, particulièrement à gauche ; elle ne cesse de tousser, les digestions se font mal, elle maigrit chaque jour.

En juillet 1868, elle va consulter MM. Ch... et H. d'A..., qui l'engagent à se soumettre à un traitement hydro-minéral.

Le 10 août, elle arrive à Montbrun-les-Bains, avec un bulletin médical portant la mention : « production chronique spécifique au sommet du poumon gauche. »

L'examen de la malade ne laisse aucun doute sur l'existence de tubercules dans le poumon.

Elle subit un traitement de vingt-sept jours. Un verre d'eau minérale, quinze minutes d'inhalations gazeuses.

A son départ, il y a une amélioration sensible.

Obs. LXXXI. * — (J. Bernard, thèses de Montpellier, 1872, n° 46).

Mme de C... est issue de parents très-sains et chez qui l'on ne peut découvrir les traces d'aucune diathèse. Son père est âgé de 61 ans, sa mère est morte de couches à 34 ans. Elle a un frère et une sœur qui jouissent comme elle d'une vigoureuse santé.

A l'âge de 18 ans, elle se marie à un jeune homme d'une santé délicate, qui meurt de phthisie pulmonaire après cinq ans de mariage et quinze mois de maladie.

Mme B... n'a pas eu d'enfant et n'a jamais été malade dans sa jeunesse.

Elle soigne son mari pendant tout le cours de sa maladie, et trois mois après la mort de celui-ci, sans que sa santé eût subi des atteintes considérables, elle est prise d'hémoptysie. Dès lors sa santé est allée s'altérant chaque jour davantage.

Le soir, elle a presque toujours un peu de fièvre, la nuit elle transpire facilement, elle a de fréquents cauchemars ; l'appétit est mauvais, la toux est fréquente, la dyspnée habituelle.

En août 1870, elle vient passer une saison de vingt jours à l'établissement de Montbrun, et par les crachats, les sueurs, l'aspect général de la malade, il est facile de diagnostiquer une phthisie pulmonaire à la troisième période.

Nous avons su qu'au mois de janvier de l'année suivante elle avait succombé dans le marasme.

Obs. LXXXII. * — (J. Bernard, thèses de Montpellier, 1872, n° 46,)

P.-J..., de C..., 40 ans, valet de chambre, donne des soins assidus pendant quatre mois à son maître, qui meurt de phthisie pulmonaire. Rien chez lui ni dans sa famille ne laisse supposer une affection constitutionnelle ; son père, âgé de 70 ans, se livre avec activité aux travaux de la campagne ; sa mère, ses deux frères, sont également bien portants.

Après la mort de son maître, J... éprouve un malaise général indéfinissable ; il perd les forces avec l'appétit, il tousse souvent. Il est obligé de cesser son travail, et rentre dans sa famille pour rétablir sa santé.

Sur l'avis de son médecin, il vient prendre les eaux de Montbrun. où il arrive le 14 août 1870.

Le malade est maigre, pâle ; l'appétit est faible, le sommeil agité ; la toux est fréquente, les crachats presque nuls ; la percussion permet de

De Musgrave Clay.   5

constater une légère submatité sous la clavicule gauche, et une matité plus considérable dans la fosse sus-épineuse du même côté ; des craquements humides s'entendent également bien en avant et en arrière.

On prescrit les eaux minérales en boisson et en inhalations gazeuses. Le malade ne paraît pas s'accommoder de ce traitement ; il survient une hémoptysie qui force de tout suspendre. Nous n'avons plus revu le malade.

Obs. LXXXIII. * — (J. Bernard, thèses de Montpellier, 1872, n° 46.)

Mme J.,., des Basses-Alpes. 28 ans, tempérament nerveux, est fille unique de parents actuellement en bonne santé et dont les antécédents ne permettent pas de supposer l'existence d'aucune affection constitutionnelle. Elle a deux enfants également bien portants. Elle a chaque fois accouché normalement.

Mme J... soigne pendant un an, avec la plus grande sollicitude, son mari atteint de phthisie pulmonaire ; mais bientôt les forces lui manquent et elle est obligée de s'aliter vingt jours avant la mort de son mari.

Depuis trois mois, elle voit sa santé s'altérer chaque jour ; ses règles, autrefois si régulières, viennent maintenant à des époques indéterminées, peu abondantes et douloureuses. Elle tousse presque continuellement ; elle a eu plusieurs hémoptysies, et les crachats sont habituellement striés de sang ; l'appétit est assez conservé ; malgré cela, les digestions sont pénibles et les forces ne se réparent pas.

La malade suit le traitement hydro-minéral pendant un mois : un verre en boisson et deux séances d'inhalations gazeuses.

L'année suivante, Mme J... revient prendre les eaux ; l'état général est assez satisfaisant, mais la raucité de la voix et l'essoufflement facile pendant la marche font supposer que l'état local n'est point rassurant.

Après un mois de traitement, la malade part avec une légère amélioration.

Obs. LXXXIV. — (Taffin, thèse de Paris, 1874, n° 35, page 12.)

En avril 1868, la femme d'un de nos domestiques, Emile Lancial, était atteinte d'une tuberculose, et elle fut soignée par le Dr Stival. Commençant mes études médicales, je suivis avec attention le cours de sa maladie et je reconnus facilement de vastes cavernes dans les deux poumons. Le docteur qui la soignait engagea fortement le mari à faire lit séparé. Mais celui-ci ne tint aucun compte de ces conseils. Je lui fis moi-même entrevoir les conséquences de son imprudence ; rien ne put le faire changer d'idée,

En janvier 1869 sa femme mourut ; lui, paraissait bien portant en 1870, et se remaria. Mais en 1871 il présentait les signes de la tuberculose, et il mourut en 1872 laissant une petite fille posthume, qui probablement a aussi les germes de la même maladie.

Obs. LXXXV. * — (Chamontin, thèses de Montpellier, 1874, n° 22.) (Hôtel-Dieu d'Avignon, salle des civils fiévreux.)

Le nommé Martin, confiseur, âgé de 51 ans, entre dans nos salles le 27 juin 1873. Il dit tousser et cracher depuis longtemps ; il est amaigri, a un peu de fièvre, des sueurs nocturnes, des douleurs névralgiques dans les régions sus-épineuse et sous-épineuse.

Au niveau du sommet gauche, il existe de la matité et des craquements secs, mêlés à des craquements humides occupant le tiers supérieur du poumon.

Du côté droit, la lésion est plus avancée ; les râles sont tous humides et à grosses bulles.

Les crachats sont jaunes, épais, abondants, muco-purulents avec prédominance de pus. Tout enfin dénonce une tuberculose parfaitement définie, et dont les productions sont à divers degrés d'évolution.

Ce malade ne se plaint sérieusement que depuis quatre ans. Il a mené une vie régulière, dans des conditions de milieu et d'alimentation suffisantes. Il n'a *absolument* aucun antécédent pathologique ; son métier n'a rien de pénible et de malsain. Son père est mort d'un ramollissement cérébral à l'hospice de Montdevergues ; sa mère vit encore, elle est d'un âge avancé.

Du côté des ascendants plus éloignés, nous ne découvrons rien de suspect. Il a perdu sa femme depuis bientôt sept ans, et, comme il le dit lui-même, c'est d'une affection de poitrine qu'elle est morte. A la description qu'il me fournit, j'ai dû reconnaître le cortége des symptômes de la tuberculose. Sa belle-mère est morte, jeune aussi, et toujours d'après les renseignements de notre malade, d'une maladie de poitrine identique dans sa marche et ses symptômes à celle de sa femme. Je retrouve donc chez cette dernière une hérédité incontestable et la présence de la diathèse que confirme encore la mort de six enfants, dont quatre emportés en bas âge par des méningites sûrement tuberculeuses. Des deux autres, l'un a succombé à une tuberculose pulmonaire à l'âge de 18 ans ; l'autre est mort à 13 ans dans la salle des civils blessés où il avait été admis dans le principe pour des abcès multiples.

Mes fonctions d'interne du service me permirent alors de constater chez lui l'existence d'une tuberculose généralisée dans les deux poumons et des mieux caractérisées. Les abcès étaient des abcès par congestion, dus à une carie vertébrale.

En définitive, notre malade n'a pas de fâcheux antécédents ; il a été très-robuste dans les quarante premières années de sa vie ; il a les restes d'une constitution forte. Les habitudes ont été régulières ; il n'a pas acquis par des excès ou des privations l'affection tuberculeuse qui a éclaté chez lui à un âge relativement avancé, et, circonstance particulière, après la mort de sa femme, foncièrement atteinte et avec laquelle il a toujours cohabité. N'est-ce pas là un fait de contagion, et où trouver une pathogénie plus rationnelle ?

Obs. LXXXVI. * — (Chamontin, thèse de Montpellier, 1874, n° 22.) (Hôtel-Dieu d'Avignon, salle des civils fiévreux.)

Le nommé Melchior, cultivateur, âgé de 42 ans, entre dans nos salles le 15 juillet 1873. Il tousse depuis un an à peine ; sa voix est éteinte ; c'est un homme de taille élevée, vigoureusement charpenté.

L'auscultation révèle l'existence de craquements aux deux sommets. On obtient, à la percussion, de la matité aux mêmes points. Il y a une fièvre hectique légère, des crachats purulents caractéristiques, des sueurs nocturnes ; le larynx, ou du moins la glotte, est envahi par des tubercules.

Quels sont les antécédents de cet homme ? Dans quelles conditions hygiéniques vit-il ? Son père est mort il y a vingt-quatre ans d'une pneumonie, et cela rapidement ; c'est, dit-il, le nom que le médecin a donné à la maladie.

Sa mère est morte cette année, dans nos salles, à un âge fort avancé, et brusquement, d'une attaque d'apoplexie. Elle était d'une complexion pléthorique et très-forte.

Il a deux frères, pleins de santé et robustes ; comme ces derniers, il vivait dans les champs, et travaillait à une exploitation des environs de la ville. Il n'a eu antérieurement aucune affection de poitrine. Quelle est donc l'origine du mal ? Nous la mettrons sur le compte de la contagion.

La femme de notre malade, entrée le 13 juin 1873 dans nos salles, a succombé le 10 juillet de la même année. Cette femme, chétive, dont le père était mort phthisique, toussait depuis sept ans ; sa dernière grossesse a précipité le dénouement, et nous avons pu nous convaincre qu'elle avait atteint le dernier degré de la tuberculisation. L'existence de cavernes, de craquements humides spécialement localisés aux sommets, des crachats purulents, la marche de l'affection ralentie pendant les dernières grossesses, et accélérée après elles, les symptômes généraux ordinaires, tous les signes nous imposaient le diagnostic.

Ainsi notre malade était vigoureux, sans antécédents, né à la campagne, vivait d'accord avec les lois de la meilleure hygiène et exerçait une profession irréprochable au point des milieux et des conditions de travail. Il cohabite pendant dix-huit ans avec une femme tuberculeuse, aussi intimement pendant l'évolution de la diathèse qu'avant. N'avons-nous pas quelque droit d'incriminer la contagion?

OBS. LXXXVII. — (Chamontin, thèse de Montpellier, 1874, n° 22.) (Hôtel-Dieu d'Avignon, femmes fiévreuses.)

La nommée Vaissière (Rose), âgée de 35 ans, entre à l'hôpital le 18 avril 1873. Nous constatons chez elle la présence d'un épanchement occupant le tiers de la cavité pleurale droite. La résorption s'obtient par les moyens appropriés, vésicatoires et digitale. La malade entre en convalescence au milieu de mai, et elle parlait déjà de son départ, quand à partir du commencement de juin se déclarèrent des symptômes de méningite. Les prodomes furent de courte durée, trois ou quatre jours à peine; de l'hébétude, de la céphalalgie, de la fièvre; puis dès le 6 juin, la fièvre plus intense, des phénomènes ataxiques, des convulsions, la perte de l'intelligence, de la sensibilité et du mouvement, enfin le coma et la mort, qui eut lieu le 11 juin.

A l'autopsie, nous trouvons les deux poumons sains, quelques fausses membranes sur la plèvre malade, et surtout une éruption miliaire confluente à cet endroit. Ces granulations existent aussi à la base du cerveau; elles sont grises, demi-transparentes, solides, répandues jusqu'au bulbe, et très-abondantes, développées dans la pie-mère et le tissu cellulaire des gaînes des vaisseaux; ce sont bien des tubercules; ils existent encore sur la séreuse péritonéale, et en grand nombre, soit sur le feuillet qui tapisse la paroi abdominale, soit sur les épiploons et autres replis de la séreuse à ce niveau.

Quelle peut donc être leur origine? La malade était née dans les montagnes de la Lozère; elle était grande et forte, et d'une belle santé, enfin sans précédents fâcheux. Elle servait dans une bonne maison bourgeoise; sa manière de vivre était donc irréprochable. Mais depuis son entrée dans nos salles, elle avait comme voisine de lit une tuberculeuse au dernier degré, qui a succombé trois jours après elle dans un état de consomption extrême, et dont nous avons fait aussi l'autopsie. Les poumons étaient criblés de tubercules en suppuration et de cavernes; on y voyait en moins grand nombre des tubercules plus jeunes et consistants.

Les deux malades avaient vite pendant leur vie lié connaissance et s'étaient trouvées en rapports continuels pendant près de deux mois. La première avait dû absorber dans ce long espace de temps les effluves contagieuses émanées de la phthisique, et chez elle l'inoculation, une fois faite, détermina rapidement une intoxication générale localisée

principalement aux méninges cérébrales, et amena à sa suite les accidents dont nous avons parlé.

On me dira peut-être qu'ici l'épuisement causé par la maladie antérieure avait provoqué la formation de tubercules, c'est-à-dire d'un produit pathologique de régression qui ne serait, d'après Virchow et Pidoux, que des cellules mort-nées. Mais la convalescence était déjà un
fait accompli, et d'ailleurs les forces de résistance de la malade ont été
jusqu'au bout considérables, et les granulations n'auraient certes pas
choisi pour se manifester le moment où ces forces, peu entamées du
reste par l'affection pleurale primitive, étaient complétement rétablies.

Obs. LXXXVIII. * — (Robert Moriez. *Contagion de la tuberculose*,
In Montpellier médical, 1874, t. XXXIII, p. 199.)

F. B..., âgé de 35 ans, né à Saint-Bonnet (Hautes-Alpes), ouvrier en
instruments de physique, entre le 19 mars 1874, à l'hôpital Saint-Eloi,
où il est couché salle Saint-Vincent, n° 5, clinique médicale, service
de M. le professeur Dupré.

Antécédents héréditaires et personnels. — Son père est mort jeune
d'une chute de cheval; sa mère vit encore; elle a 70 ans et se porte
très-bien; il avait deux frères qui sont morts sur le champ de bataille.
La sœur jouit d'une très-forte santé; sa femme est morte phthisique
il y a dix-huit mois, à l'âge de 33 ans; il n'a qu'un enfant âgé de 5 ans,
qui est scrofuleux. Lui-même a toujours été très-fort, et M. le professeur Moitessier, qui le voit travailler souvent, le considérait même
comme un hercule; il n'a jamais eu de maladie de poitrine, il n'a
jamais toussé, et il prétend n'avoir jamais fait d'excès alcooliques ou
autres.

Début de la maladie actuelle. — Au mois de septembre 1873, il commence à sentir fréquemment des frissons entre les épaules, le soir surtout. Cela dure un mois, puis il ressent une douleur dans le côté gauche, qui disparaît avec un vésicatoire. Il continue à se sentir très-fati-
gué, sans tousser ni cracher. Cependant M. Bourdel l'ausculte à cette
époque-là, lui dit que s'il ne se soigne pas il deviendra poitrinaire et
lui prescrit des Eaux-Bonnes, du lait d'ânesse, du sirop de raifort iodé.
Il éprouve bientôt d'abondantes sueurs la nuit, une douleur à droite.
Vers la fin de décembre, apparition d'accès de fièvre quotidienne; le
sulfate de quinine les fait disparaître pendant huit jours; puis ils reparaissent, et cette fois ils ne cèdent pas à la quinine.

En janvier 1874, il commence à tousser sans cracher; les accès de
fièvre deviennent très-forts; bientôt les crachats apparaissent et deviennent jaunâtres, épais.

Il entre une première fois à l'hôpital, le 2 février, à la clinique médicale, salle Saint-Charles, n° 24, service de M. le professeur Combal.

A ce moment, il a des accès quotidiens avec sueurs la nuit ; il tousse beaucoup ; l'expectoration est épaisse et jaunâtre. A l'examen local on constate des craquements humides sous les deux clavicules ; la lésion paraît plus avancée à droite en avant, et à gauche en arrière. Il y a une forte submatité dans la fosse sus-épineuse gauche. On prescrit le sirop de raifort iodé, l'eau de goudron, le badigeonnage sous les deux clavicules avec la teinture d'iode, et plus tard des pilules avec tannin 0 gr. 1 ; chlorure de sodium 0 gr. 05 ; et extrait d'aconit 0 gr. 02. Sous l'influence de ce traitement, une certaine amélioration se produit et il est, à la fin du mois de février, à peu près débarrassé de ses accès, avec la respiration plus libre et moins d'oppression.

Il reprend son travail le 1er mars et continue le traitement.

Le 18 mars, il va trouver M. Combal pour savoir s'il doit continuer le traitement. M. Combal l'examine, lui dit que l'amélioration continue et l'engage à continuer le traitement encore une vingtaine de jours. Le soir de ce même jour, à minuit, il est réveillé brusquement par une sensation pénible dans le côté gauche, qui le force à tousser. Il est pris alors d'une quinte de toux très-pénible, qui s'accompagne d'une douleur thoracique généralisée, atroce, et qui, suivant ses propres expressions, le laisse quelques heures à l'état de cadavre, sans respiration.

Le lendemain, il entre à l'hôpital pour la seconde fois dans le service de M. le professeur Dupré.

A ce moment, l'auscultation révèle des râles humides sur toute la hauteur du poumon droit, décroissant du sommet à la base, des râles humides également accusés en arrière, surtout dans la fosse sus-épineuse. A gauche, absence complète du murmure vésiculaire, sonorité tympanique sur toute la hauteur, voussure accusée de la paroi thoracique.

Les jours suivants, ces signes persistent ; on perçoit en outre à la base du côté gauche, un peu d'épanchement pleurétique ; en faisant agiter le malade on perçoit le bruit de succussion avec un timbre métallique parfaitement accusé ; en percutant à la partie antérieure sur un sou, avec la pointe d'un couteau, on entend nettement le bruit d'airain. Jamais on n'a entendu de tintement métallique spontané.

On diagnostique un pneumo-thorax qui se serait déclaré dans la nuit du 18 au 19 mars et dont la fistule bronchique serait oblitérée.

On prescrit : Décoction seconde de Lichen d'Islande.

12 gr. huile de foie de morue.

Julep avec 15 gr. sirop diacode.

Depuis le 25 mars, on ajoute au julep 20 gr. de sirop d'iodure de fer.

L'état s'est amélioré depuis lors ; les accidents aigus ont disparu ; le

malade reste avec ses lésions tuberculeuses, mais il se lève et se pro-
mène dans la salle.

Du côté gauche, il ne s'est rien passé de nouveau ; la sonorité est
entière jusqu'en bas et en avant.

Réflexions. — L'auteur, dans son mémoire, fait suivre
cette observation des réflexions suivantes, que nous reproduisons, en nous y associant complétement :

« Ainsi, voilà un homme fortement constitué, indemne
de toute tare héréditaire, n'ayant eu aucune maladie antérieure qui puisse expliquer une localisation du côté des
poumons, et n'ayant fait aucun excès qui aurait pu agir
comme cause débilitante, mais ayant au contraire vécu
dans une certaine aisance, ce qui s'explique quand on
songe qu'il est un ouvrier habile, ne présentant en un mot
aucune des conditions de phthisie héréditaire ou acquise.

Cet homme cohabite jusqu'au dernier moment avec sa
femme, morte il y a dix-huit mois d'une tuberculose dont
l'évolution a été complète (renseignement fourni par M. le
professeur Estor, médecin de la malade et consigné dans la
thèse de M. Chamontin) (1) et commence à éprouver lui-
même les atteintes de sa maladie huit mois environ après
la mort de sa femme.

L'examen du malade, fait dès le début du mal, ne laisse
aucun doute sur le diagnostic ; il est bien tuberculeux ; les
syptômes locaux et les symptômes généraux sont suffisamment explicites, et le pneumo-thorax qu'il a eu le 18 mars
dernier, c'est-à-dire sept mois après l'apparition des premiers symptômes de sa maladie, ne peut être attribué qu'à
la rupture, dans la plèvre, d'un foyer tuberculeux super-
ficiellement placé.

(1) Thèse de Montpellier, 1874.

Le diagnostic, les symptômes et la marche nous étant connus, passons à l'étiologie et demandons-nous quelle est la cause de cette phthisie. La réponse à cette question ne nous paraît pas douteuse ; c'est la cohabitation avec sa femme phthisique qui doit être incriminée. En dehors de ce fait, nous ne trouvons rien chez le malade qui puisse expliquer la tuberculose qui évolue sous nos yeux ; l'hérédité est muette ; les antécédents personnels négatifs ; pas de maladies antérieures, pas d'excès, pas de privations. Nous ignorons si la phthisie de sa femme était héréditaire ou acquise ; mais dans cette dernière hypothèse, croit-on de bonne foi que la production de la phthisie puisse être expliquée par les mêmes causes agissant sur le mari aussi bien que sur la femme, alors que, nous le répétons, ils ont toujours vécu dans une certaine aisance et dans de bonnes conditions d'hygiène ?

Sans la contagion, il est impossible d'expliquer d'une manière satisfaisante comment un homme aussi fortement constitué a pu devenir phthisique.

Avec la contagion, au contraire, tout s'éclaircit : le malade a été contaminé par sa femme, et c'est dans la cohabitation intime avec celle-ci que nous trouvons la raison étiologique et pathogénique que nous cherchons.

Il est conforme, ce nous semble, à la saine logique d'admettre la contagion, là où toute autre explication serait insuffisante, embarrassée, hypothétique et ne donnerait évidemment pas à cette cohabitation suspecte l'importance qu'elle mérite. »

Obs. LXXXIX. * — (Hermann Weber. On the communicability of consumption from husband to wife. In Clinical Society's Transactions, 1874, vol. VII, p. 144.)

J... a vu mourir sa mère, deux frères et une sœur, de phthisie pulmonaire ; lui-même a eu à deux reprises des hémoptysies à l'âge de 20 et 21 ans ; il s'est ensuite fait marin et s'est très-bien porté à partir de sa vingt-cinquième année ; il s'est marié à l'âge de 27 ans.

Il épousa :

1º D'abord une femme appartenant à une famille absolument saine ; cette femme a joui d'une santé excellente jusqu'après sa troisième grossesse, époque à laquelle elle a commencé à tousser et à maigrir. Elle est morte de phthisie après son troisième accouchement.

2º Au bout d'un an, il se maria de nouveau avec une femme présentant toutes les apparences de la santé, et qui, après la première année de vie conjugale se mit à tousser, eut des hémoptysies, et mourut de phthisie galopante.

3º La troisième femme appartenait à une famille jouissant d'une santé exceptionnelle ; en effet, elle avait son père et sa mère, quatre frères et deux sœurs, tous vivants, et en bonne santé. Elle avait 25 ans lorsqu'elle se maria, et elle continua à jouir d'une excellente santé jusqu'à sa seconde grossesse, époque à laquelle elle se mit à tousser et à avoir un peu de fièvre ; elle eut deux hémoptysies, et lorsque je la vis, sept semaines après son second accouchement, elle présentait des lésions étendues des deux sommets, de la fièvre hectique, et des sueurs profuses. Un mois plus tard, elle fut prise d'hémorrhagies pulmonaires graves, et mourût peu après, environ huit mois après l'apparition des premiers symptômes.

L'autopsie révéla des signes de phthisie pneumonique combinée à la tuberculose, pour me servir des expressions de feu le Dr Addison, qui avait vu la malade avec moi.

4º La quatrième femme que je soignai comme les précédentes, n'avait dans sa famille aucun symptôme de phthisie, et lors de son mariage elle était âgée de 23 ans et jouissait d'une santé parfaite. Environ treize mois plus tard, trois mois après son premier accouchement, qui s'était très bien passé, elle commença à tousser, et elle eut un peu de fièvre ; bientôt des symptômes très-nets se manifestèrent au sommet droit d'abord, puis au sommet gauche ; il y eut en outre des hémoptysies, et un léger épanchement pleurétique.

Pendant un voyage qu'elle fit à Melbourne, elle éprouva une amélioration passagère, mais elle fut prise, une fois arrivée dans cette ville, d'une hémorrhagie grave, et elle mourut, peu de temps après son retour en Angleterre, neuf mois après le début de sa maladie. L'autopsie montra des lésions pneumoniques et tuberculeuses étendues dans les deux poumons, ainsi que des lésions tuberculeuses de l'intestin, de la rate et du foie.

A deux reprises, en 1854 et en 1857, après la mort de sa troisième femme, et pendant la maladie de la quatrième, j'eus l'occasion d'examiner J... La santé générale était excellente, et il m'assura qu'il ne toussait pas et qu'il crachait seulement un peu de mucus le matin. La partie supérieure du côté gauche du thorax était aplatie ; dans la même région, à la percussion, il y avait moins de sonorité qu'à droite ; l'inspiration était peu distincte, l'expiration prolongée, et de temps en temps on entendait des râles.

Il ne se remaria pas, estimant qu'il exposerait à « une mort certaine » la femme qu'il choisirait. Il continua à se bien porter et à exercer sa profession de marin jusqu'en 1869, époque à laquelle il fut retenu au lit pendant plusieurs mois par une fracture grave : il commença alors à tousser ; le sommet droit, qui jusque-là était resté sain, fut atteint, et la phthisie se développa régulièrement et amena la mort du malade en 1871. L'autopsie montre les résultats de la cicatrisation au point où avait primitivement siégé la maladie, et aussi des lésions récentes.

Je puis ajouter qu'ayant eu, pendant la maladie de la troisième et de la quatrième femme, l'honneur de me rencontrer en consultation avec le Dr Addison, ainsi qu'avec le Dr Hughes (de Guy's Hospital), je discutai avec eux l'idée d'une infection venant du mari. Tous deux regardèrent le cas comme fort étrange, mais hésitèrent à accepter cette manière de voir parce que la nature de cette maladie était opposée à toute idée d'infection, d'autant plus que le mari pouvait être considéré comme guéri.

OBS. XC * — (Hermann Weber, *loc. cit.*)

W... appartient à une famille de phthisiques : il a perdu son père et deux sœurs de phthisie ; il a eu des hémoptysies et d'autres symptômes pulmonaires à l'âge de 19 ans ; il a été pendant trois hivers successifs envoyé à Venise et, par la suite, il s'est considéré comme bien portant. Il s'est marié à l'âge de 26 ans.

1° Sa première femme était jeune, parfaitement bien portante, et appartenait à une famille absolument saine. Elle commença à tousser vers la fin de sa première grossesse, eut une hémoptysie peu de temps après son accouchement et mourut de phthisie quatre mois plus tard.

2° Il se maria de nouveau, deux ans plus tard, en 1852, avec une jeune fille âgée de 21 ans, parfaitement bien portante, mais n'étant pas à l'abri de tout antécédent héréditaire. Elle continua à se bien porter pendant toute la première grossesse et jusque vers le milieu de la seconde, époque à laquelle elle eut « plusieurs attaques inflammatoires du côté du poumon » et ensuite deux hémoptysies dont elle ne se releva jamais bien ; elle mourut d'une « phthisie rapide » environ trois mois après son second accouchement.

3° Il se maria une troisième fois, après un intervalle assez court. La jeune personne était bien portante et robuste ; son père et sa mère étaient bien portants, ainsi que ses quatre sœurs et son frère. Environ trois mois après son second accouchement, elle fut prise d'une « inflammation des poumons » dont elle ne se rétablit jamais complétement. Quand je la vis pour la première fois, sept mois après le début de cette « inflammation, » les deux poumons étaient affectés, le droit dans une plus grande étendue que le gauche ; il y avait chaque jour deux forts accès de fièvre, des sueurs fréquentes, de la diarrhée et un amaigrissement considérable. Une méningite tuberculeuse se produisit peu de temps après le moment où j'avais vu la malade pour la première fois, et la mort survint huit ou neuf mois après l'apparition des premiers symptômes de la maladie.

L'*autopsie* révéla des lésions étendues du côté droit, avec une tuberculose miliaire généralisée. L'utérus était sain.

La santé générale du mari paraissait bonne ; il pouvait faire à pied d'assez grandes distances, mais lorsqu'il restait dans l'appartement, il souffrait de dyspepsie. Les régions sus et sous-claviculaire du côté droit étaient aplaties, et on y constatait à la percussion une légère obscurité du son. Le murmure respiratoire manquait presque complétement, et on entendait de temps en temps des râles secs.

Ce malade présenta de l'hypochondrie, avec remords, pendant plusieurs mois après la mort de sa femme ; puis il se rétablit, vécut beaucoup au grand air, mais fut atteint en Allemagne d'une fièvre typhoïde, après laquelle il eut une pleuro-pneumonie droite. Il mourut de phthisie six mois après sa fièvre typhoïpe.

Dans ce cas encore, j'ai pu, pendant que je soignais la troisième femme, avoir l'avis éclairé du Dr Addison. Son ancienne opinion relativement à l'impossibilité de l'infection fut quelque peu ébranlée ; mais en fin de compte il conclut qu'il n'y avait probablement là qu'une curieuse coïncidence sans pourtant en être bien certain.

Obs. XCI. * — (Hermann Weber, *loc. cit.*)

Z... Aucun renseignement sur sa famille : a eu deux hémoptysies vers l'âge de 19 ans ; a été à cette époque malade pendant plusieurs mois ; mais a, dit-il, parfaitement guéri, car il s'exposait à toutes les intempéries sans en ressentir le moindre inconvénient. Il s'est marié à l'âge de 23 ans.

1° Il a épousé d'abord une femme saine et robuste, âgée de 20 ans, sans aucune prédisposition de famille. Elle est tombée malade après son premier accouchement, et est morte en cinq mois de « phthisie rapide. »

2° Il a épousé, environ deux ans plus tard, une femme bien portante, âgée de 27 ans, appartenant à une famille remarquablement saine. Dix-huit mois après son mariage, trois mois après son premier accouchement, cette femme commence à tousser et à maigrir. La toux n'a jamais complétement cessé. Deux mois plus tard, elle devint de nouveau enceinte, et lorsque je la vis pour la première fois, elle était au huitième mois de sa grossesse, très-amaigrie ; c'était un type de phthisique au dernier degré ; la plus grande partie du poumon gauche était prise aussi, mais non au même degré ; il y avait des sueurs profuses, de la diarrhée, de la fièvre hectique. Elle accoucha un mois plus tard et mourut trois semaines après. L'autopsie montra diverses lésions de phthisie subaiguë récente, à savoir : de l'infiltration grise de nuance et de consistance différentes, des cavernes récentes de forme irrégulière, sans couche de revêtement, et des tubercules jaunes et gris disséminés. Pas de tubercules dans l'utérus.

Z..., le mai, se considérait comme bien portant, mais il présentait un certan aplatissement à la partie supérieure du côté droit. La résonnance à la percussion était manifestement imparfaite aussi bien dans les régious sus et sous-claviculaires que dans la région sus-spinale. Dans les mêmes points, l'inspiration était peu distincte et l'expiration était prolongée. Six ans plus tard, après son retour en Allemagne, en 1865, il eut de nouveau de graves hémoptysies et il mourut en 1866. Je ne possède aucun renseignement nécroscopique.

Obs. XCII. * — A... présente des prédispositions de famille à la phthisie, et a eu une affection pulmonaire à l'âge de 22 ans. Il a passé deux hivers à Madère, et s'est trouvé ensuite bien portant. Il a contracté la syphilis à l'âge de 29 ans. Il se considérait comme guéri lorsqu'il s'est marié à 32 ans.

1° Il a épousé une jeune fille bien portante, âgée de 22 ans, appartenant à une famille saine. Elle a présenté les signes d'une affection syphilitique six mois après son mariage, et elle est accouchée quelques mois plus tard d'un enfant mort.

Aucun autre symptôme de syphilis n'a été constaté après 1854, et en 1855, elle est accouchée d'un enfant sain. En mai 1856, elle a commencé à tousser. Pendant l'été de la même année, elle a beaucoup maigri, a eu de fréquentes diarrhées et un état fébrile presque continuel. Lorsque je la vis pour la première fois, en novembre 1856, il y avait des lésions étendues des deux sommets, une fièvre forte, de la diarrhée, des sueurs profuses et un amaigrissement extrême. Ultérieurement, elle eut deux hémoptysies et mourut en février 1857, c'est-à-dire neuf mois après qu'elle avait commencé à tousser.

Le mari présentait les signes d'une affection ancienne aux deux sommets, mais surtout au sommet gauche : aplatissement de la région, obscurité du son à la percussion et râles muqueux. De temps en temps aussi, il toussait le matin, et l'expectoration était teintée de sang; mais il n'avait pas de fièvre, et la santé générale était en apparence excellente.

2º Il se remaria en 1859 avec une femme âgée de 32 ans. La femme resta bien portante, mais n'eut pas d'enfant. Quant à lui, après plusieurs années d'un travail sédentaire, mais pénible, il vit se manifester en 1865, les signes d'une phthisie active, et il mourut en 1866. L'autopsie montra aux deux sommets un tissu fortement rétracté et de couleur ardoisée, parsemé de petites masses crétacées. Dans les autres parties des poumons, on trouva de l'infiltration grise récente avec de nombreux tubercules jaunes et gris.

Obs. XCIII. * — (Hermann Weber, *loc. cit.*)

C...., appartenant à une famille de phthisiques, fut lui-même considéré comme tel de 19 à 20 ans; à partir de cet âge, il se porta bien et se maria à 25 ans.

1º Il épousa une jeune fille bien portante, âgée de 22 ans, qui devint phthisique pendant sa troisième grossesse, eut trois fois des hémoptysies, et mourut peu de temps après son troisième accouchement. Elle avait été malade environ sept mois.

2º Il se remaria peu de temps après avec une femme parfaitement bien portante, âgée de 21 ans, et sans aucun antécédent héréditaire. Sa femme resta bien portante pendant environ quatorze mois, c'est-à-dire jusque vers la fin de sa première grossesse, époque à laquelle elle commence à tousser. La toux augmenta après l'accouchement, et s'accompagna d'un amaigrissement rapide, de sueurs profuses et d'état fébrile continuel. Lorsque je la vis, quatre mois après qu'elle avait commencé à tousser, il y avait des lésions étendues du poumon droit, et le sommet gauche n'était pas tout à fait indemne. Elle mourut sept mois après le début de la maladie. L'autopsie montra de nombreuses petites cavités irrégulières dans les deux poumons et des tubercules du poumon et de l'intestin. Il n'y en avait pas dans l'utérus.

C...., le mari, avait de la matité bien marquée et des râles muqueux dans les régions sus et sous-claviculaires des deux côtés. Les symptômes de consomption s'accentuèrent en 1861, et le malade partit pour l'Australie, où il est mort sans s'être remarié.

Obs. XCIV. * — (Hermann Weber, *loc. cit.*)

R..., appartenant à une famille profondément phthisique, a eu des hémoptysies graves à l'âge de 20 ans, et d'autres, moins sérieuses, un an après, Après avoir été pendant trois étés faire des cures de petit-lait dans le canton d'Appenzell, il se trouva bien portant, et se maria à l'âge de 24 ans.

1° Il épousa d'abord une jeune fille de 18 ans, très-bien portante, qui eut, six mois après son mariage, une fausse couche avec hémorrhagie abondante ; après cet accident, elle commença à tousser, et mourut phthisique au bout de quatorze mois de mariage.

2° Deux ans après, il se remaria avec une jeune fille de 18 ans, bien portante et appartenant à une famille saine, et qui eut un premier enfant onze mois après son mariage, et un second quinze mois plus tard. Cinq mois après le second accouchement, elle commença à tousser. En même temps, elle perdait l'appétit et avait de la fièvre et des sueurs abondantes. Elle ne tarda pas à s'amaigrir, et quand je la vis pour la première fois, en juin 1857, cinq mois après qu'elle avait commencé à tousser, elle présentait les signes d'une phthisie en pleine activité. Les deux poumons étaient pris ; la fièvre, presque continuelle, ne présentait que de très-courtes rémissions ; enfin des symptômes laryngés étaient survenus. Elle manifestait un irrésistible désir de retourner dans son pays, en Allemagne (à Mannheim), où elle mourut au mois d'août de la même année, sept mois après avoir commencé à tousser.

Le mari avait un peu de matité, et de temps en temps quelques râles au niveau des troisième et quatrième espaces intercostaux. Il ne toussait que légèrement et assez rarement : il se nourrissait bien et paraissait à ses amis jouir d'une excellente santé. Il ne se remaria pas. En 1862, il devint plus malade, et mourut en présentant des symptômes aigus de consomption pneumonique (après trois mois de maladie), à Baden-Baden, où il était soigné par le Dr Guggert

Obs. XCV. * — (Hermann Weber, *loc. cit.*)

W..., appartenant à une famille qui a de grandes tendances à la phthisie a « souffert des poumons » de 17 à 19 ans. Après cet âge, il s'est trouvé bien portant, et s'est marié à l'âge de 29 ans.

1° Il a épousé d'abord une jeune fille de 23 ans, bien portante (sans aucune prédisposition de famille), qui s'est mise à tousser vers la fin de sa seconde grossesse et qui est morte de phthisie galopante peu de temps après son second accouchement.

2° Il s'est remarié à l'âge de 33 ans avec une jeune fille de 24 ans, qui s'était toujours bien portée, et qui appartenait à une famille parfaitement saine. Sa femme a continué à bien se porter pendant environ quinze mois après son mariage et deux mois après son premier accouchement. Elle a alors commencé à tousser, à perdre l'appétit et à avoir de la fièvre. Des hémoptysies apparurent trois mois après les premiers symptômes de la maladie; bientôt survinrent de la diarrhée et des sueurs profuses. Lorsque je la vis, en janvier 1865, sept mois après le début de la maladie, les deux poumons étaient considérablement atteints et l'amaigrissement était extrême. En février 1865, elle fut reprise d'hémoptysies graves, et elle mourut en mars.

L'autopsie montra des cavernes récentes dans les deux poumons, en un mot, les signes d'une phthisie subaiguë. Les organes abdominaux et pelviens étaient sains.

Le mari, qui, à cette époque, se considérait comme très-bien portant, avait un aplatissement très-net du thorax et de la matité au sommet gauche. Il ne se remaria pas et mourut de phthisie en 1869.

Obs. XCVI. * — (Hermann Weber. *loc. cit.*)

G..., appartenant à une famille de phthisiques, passe les hivers dans le midi de la France, à cause de l'état de ses poumons de 19 à 21 ans; puis il va passer trois années au Cap. Après sa vingt-quatrième année, il ne présente aucun symptôme bien accusé. Il se marie à l'âge de 30 ans, en 1861.

1° Il épouse d'abord une jeune fille bien portante, âgée de 26 ans, qui continue à bien se porter jusqu'en janvier 1864, quelques mois après son accouchement; à ce moment, elle commence à tousser et à maigrir. Pendant l'automne de 1864, on découvre les signes d'une affection locale étendue et on conseille à la malade de passer l'hiver à Menton. Lorsque je la vis, en mai 1865, elle présentait tous les signes d'une phthisie avancée; elle mourut au mois de juin de la même année.

Le mari avait un aplatissement marqué, de la matité, et de temps en temps des râles au niveau du sommet gauche; mais il ne toussait presque jamais et sa santé générale était bonne.

2° Il se remaria en 1867; sa femme était encore bien portante lorsque je la vis en 1869; mais elle n'avait pas d'enfant. Le mari mourut d'une nouvelle poussée de phthisie en 1871. Le sommet du poumon gauche contenait des masses crétacées, enchatonnées dans un tissu fibreux de teinte ardoisée. Les signes les plus récents de la maladie se rencontraient à la partie inférieure du poumon gauche et du poumon droit.

Obs. XCVII. * — (Hermann Weber, *loc. cit.*)

S..., appartient à une famille de phthisiques; il a eu des hémoptysies à l'âge de 18, 19 et 20 ans. Il a passé plusieurs étés (de 1859 à 1861) à Heiden, à Gais et à Weissbad, où il a fait des cures de lait et de petit-lait. Ensuite, se trouvant bien portant, quoique avec une respiration un peu courte, il s'est marié, pendant l'automne de 1867, à l'âge de 27 ans.

1° Il épouse d'abord une femme bien portante, âgée de 21 ans, appartenant à une famille saine. Cette femme accoucha en mars 1866, et demeura bien portante jusqu'au mois d'août de la même année, époque à laquelle elle commença à tousser et à maigrir. En mars 1867, lorsque je la vis pour la première fois, les symptômes locaux étaient surtout accusés à la partie supérieure du poumon gauche; mais cependant le sommet droit était atteint. On constata alors une perte d'appétit complète, une diarrhée fréquente, des sueurs abondantes et, presque chaque jour deux paroxysmes fébriles. En avril, des hémorrhagies se produisirent et la malade mourut dans le courant du même mois.

L'autopsie montra des signes de phthisie pneumonique avancée, avec tubercules. L'utérus était sain.

Le mari avait une affection ancienne « *quiescente* » des deux sommets, et un certain degré d'emphysème, surtout dans les régions inférieures, et particulièrement au poumon gauche; il se maria de nouveau.

2° Il épousa en 1868 une femme bien portante, âgée de 31 ans, qui eut des enfants en 1869 et 1870, et qui demeura bien portante.

Le mari commença à tousser beaucoup pendant l'hiver de 1871 et, en 1871, il partit pour le Cap où il jouit d'une meilleure santé.

Obs. XCVIII.*—Reich (de Mülheim) (in Berliner Klinische Wochenschrift. Sept. 1878. Analyse in journal de Thérap. de Gubler, 25 janvier 1879), rapporte les faits très-singuliers qui suivent, observés par lui à Neuembourg, en Brisgau, et dans lesquels la tuberculose aurait été communiqué directement, de bouche à bouche, à une série d'enfants, par une accoucheuse phthisique.

Il n'y avait à Neuembourg, village très-sain, de 1,300 habitants, que deux accoucheuses, les femmes R... et S... La femme S... était incontestablement phthisique et avait une expectoration purulente abondante. Reich venant un jour d'extraire un enfant par la version, vit la femme S... aspirer le mucus de la bouche de l'enfant, puis lui insuffler de l'air de bouche à bouche.

Pendant trois semaines, l'enfant alla bien; puis il dépérit et mourut à 3 mois d'une méningite tuberculeuse bien caractérisée. Peu après,

De Musgrave Clay.   6

deux autres enfants, soignés par la femme S..., eurent le même sort Reich, dont l'attention était éveillée par ces faits, fit une enquête, et établit que, du 4 avril 1375 au 10 mai 1876, sept autres enfants, en plus des trois déjà mentionnés avaient succombé dans leur première année à une méningite tuberculeuse ; tous ces enfants avaient reçu les soins de la femme S .. Ceux de la femme R... n'avaient rien présenté de semblable pendant la même période. La femme S... mourut elle-même de phthisie en juillet 1876. Il fut bien établi que cette femme avait l'habitude de sucer le mucus de la bouche des enfants, de les caresser et de les embrasser.

Obs. XCIX. — (Farina. Le climat de Menton, son influence, etc. Paris. J.-B. Baillière 1879, p. 64 et 65.)

M. N..., est un jeune marin de 25 ans, chez lequel on n'a jamais remarqué aucun symptôme de maladie de poitrine. Il est cependant le cinquième enfant d'une famille dont le père ainsi que deux frères aînés sont morts de phthisie pulmonaire tuberculeuse ; mais, sobre, toujours sur mer dès l'âge de 8 ans , et menant une vie régulière, il se croit complètement à l'abri de la maladie. Il se marie, et, pour surcroît de précautions, il épouse une jeune fille d'un pays voisin, dont la santé ne laissait rien à désirer. Au bout d'un an de mariage, la phthise déclare ; le soins les plus assidus et un traitement fait aux Eaux-Bonnes, dès le début de la maladie, ne peuvent arrêter le mal, et il meurt après deux ans de mariage. La jeune femme, jusqu'alors florissante de santé lui avait prodigué les soins les plus assidus ; mais bientôt elle commence à s'étioler ; elle tousse légèrement. Elle retourne alors à son pays natal, dans l'espoir d'y recouvrer sa santé et ses forces, mais rien n'arrête les progrès de la maladie ; elle succombe dix-huit mois après la mort de son mari.

La mère de la jeune femme qui n'avait que cette enfant, avait soigné avec une égale sollicitude son gendre et sa fille, et, soit effet de la cohabitation, soit à cause du chagrin qu'elle a éprouvé, elle est atteinte d'une lente maladie de poitrine et meurt deux ans après.

Réflexions. — Il est difficile de ne pas voir dans cette observation un côté extrêmement favorable à l'idée de la contagion : cependant elle ne nous satisfait pas complètement. La mort de la mère de la jeune femme soulève immédiatement la question d'hérédité. Il est vrai que l'âge auquel cette dame a dû mourir n'est guère celui auquel on

voit apparaître les premiers symptômes d'une tuberculose
héréditaire ; mais enfin cette hypothèse n'est pas impossible
ni même invraisemblable.

Dans ces conditions, M. Farina eut agi sagement en re-
cherchant l'état de santé ou les causes de la mort des parents de cette dame, c'est-à-dire des grands parents de la
jeune femme. Faute de cette enquête, et sans méconnaître
le caractère de probabilité de cette observation, en faveur
de la contagiosité, nous sommes forcé, si contagionniste
que nous soyons, de contester à l'auteur la qualification de
« très-sûres » qu'il donne à cette observation et à deux autres qui suivent, et que nous ne reproduisons pas parce
que la *sûreté* de la contagion ne nous y a nullement paru
manifeste.

Obs. C. * — (Due à l'obligeance de notre ami, M. Guerrier, élève
des hôpitaux de Paris).

M. A..., de Nantes, sans antécédents héréditaires, d'après l'avis du
Dr Heurtaux, qui est le médecin de la famille, devient tuberculeux vers
l'âge de 27 ans; néanmoins il continue à prendre peu de soin de sa
santé. Six ans plus tard, à l'âge de 2/ ans, il épouse une femme grande,
bien constituée et ne présentant elle non plus aucun antécédent de famille. Il n'est pas né d enfants de ce mariage. Le mari, que ses occupa-
tinns n'appellent que rarement au dehors, reste beaucoup chez lui. Au
bout de cinq ans de mariage, en 1877, la jeune femme meurt d'une affection tuberculeuse du poumon.

Obs. CI. * — (Due à l'obligeance de M. Badaire, élève des hôpitaux
de Paris.)

'M. B..., commerçant aisé, originaire d'un village du Haut-Rhin,
sans être d'une force physique remarquable, semble néanmoins jouir
d'une santé satisfaisante. Son père est mort à un âge avancé, d'une
affection non tuberculeuse ; mais sa mère est morte assez jeune de
phthisie pulmonaire.

En 1866, M. B... épouse une jeune fille de 17 ans, originaire d'une
localité voisine, très-bien portante, et chez laquelle il est impossible
de trouver le moindre antécédent héréditaire. Trois enfants naissent

de cette union ; deux sont encore en vie ; mais l'aînée, une jeune fille de 12 ans, donne déjà ds vives inquiétudes.

En 1868, le frère de M. B..., plus jeune que lui de trois années, meurt phthisique.

En 1869, Mme B..., qui avait toujours été fort bien portante, est atteinte d'une pleurésie unilatérale (1) ; vésicatoires ; guérison.

M. B... qui, depuis deux ans présente des signes de tuberculose, et qui, voyageant beaucoup, étant très-occupé, obéit assez peu aux re-montrances de son médecin et aux conseils de sa famille, meurt de phthisie pulmonaire en 1871.

Mme B... succombe à la même maladie en 1875. L'opinion du D^r La-cour, qui soignait les deux époux, et qui avait par conséquent pu suivre l'évolution de la maladie chez le mari et son apparition chez la femme, est, que cette dernière avait été contagionnée par son mari.

OBS. CII. — (Due à l'extrême obligeance de notre très-distingué con-frère, le Dr Henri Henrot (de Reims).

Il y a deux ou trois ans, une jeune femme très-dévouée a voulu parta-ger jusqu'à la fin la couche de son mari qui est resté plusieurs mois au lit et qui est mort d'une phthisie torpide. Elle est devenue grosse ; sur ces entrefaites elle a été très-souffrante, j'ai eu des craintes très-vives pour sa poitrine ; la voix a été plusieurs fois atteinte ; aujourd'hui elle ne va pas mal, elle s'est remariée ; elle a de temps en temps de l'apho-nie ; quand je l'ai vue il y a deux mois, il n'y avait aucune lésion pul-monaire appréciable. Tout en soignant son mari, elle avait une vie ex-trèmement active : est-ce cette activité qui l'a sauvée ? »

OBS. CIII. — (Due à l'extrême obligeance de notre très-distingué con-frère, le Dr Henri Henrot (de Reims).

« Depuis deux ans j'ai soigné dans la même famille un fils de 17 ou 18 ans, qui est mort de phthisie torpide, sa mère, qui est morte de la même maladie quelques mois après (elle avait été très-fatiguée par la maladie de son fils), enfin le mari de cette dame, extrèmement vigou-reux, d'une santé admirable, mais alcoolique. Quelle est la part de l'al-coolisme, quelle est la part de la contagion ? Il faut ajouter que ces trois personnes vivaient dans la même chambre. »

OBS. CIV. — (Due à l'extrême obligeance de notre très-distingué con-frère M. le Dr Henri Henrot, de Reims).

____

(1) Nous regrettons de n'avoir pu avoir de renseignements sur la na-ture, et particulièrement sur le siége de cette pleurésie.

J'ai vu un grand garçon, taillé pour faire un bon et solide cuirassier, n'ayant pas d'antécédents morbides, être pris d'accidents qui ont fait craindre le début d'une phthisie; ces accidents ont été assez sérieux pour qu'il ait complétement abandonné sa profession; il a été passer six ou huit mois à la campagne, et dans la crainte d'absorber une nouvelle dose de poison, il n'est pas venu voir une seule fois sa femme, phthisique depuis deux ou trois ans; celle-ci a eu un enfant, et est morte sans le revoir. Cet égoïsme très-hygiénique lui a parfaitement réussi; depuis deux ans qu'il a perdu sa femme, il jouit d'une excellente santé.

OBS. CV. — (Due à l'extrême obligeance de notre ami M. Langlebert, interne des hôpitaux de Paris).

Nous reproduisons ici cette observation telle qu'elle a été rédigée par le père de notre ami :

Au printemps de l'année 1861 ou 1862 mourait d'une phthisie pulmonaire parfaitement caractérisée et dont le début remontait à plusieurs années, la concierge d'une grande maison de l'ex-rue Larrey, bordant le côté ouest de l'Ecole de médecine, et où je faisais alors mes cours et ma clinique. C'était une femme d'environ 45 ans, petite, maigre et chétive.

Son mari, qui avait trois ou quatre ans de moins qu'elle, était au contraire un homme fort, vigoureux, taillé en Hercule. Jusqu'au dernier moment, il n'avait cessé de coucher avec sa femme, l'exiguité de son logement ne lui permettant pas deux lits. Un mois après la mort de celle-ci, il commençait à tousser « pour la première fois de sa vie, disait-il, car il n'avait jamais été malade, et *personne de sa famille n'était mort de la poitrine.* »

Je crus d'abord à une simple bronchite; mais bientôt de graves symptômes m'obligèrent à modifier mon diagnostic : fréquentes hémoptysies, sueurs matinales, amaigrissement rapide, facies tuberculeux, crachats caractéristiques, rien ne manquait au signalement d'une phthisie galopante, qui, deux mois plus tard, l'emportait à son tour !

Ce fait si net, si précis dans sa lugubre signification, surtout par l'absence de tout antécédent héréditaire, m'est resté dans la mémoire, sinon comme une preuve certaine, du moins comme un élément de forte présomption en faveur de la contagiosité de la tuberculose.

OBS. CVI. * — (Due, ainsi que les deux suivantes à l'obligeance de mon très-distingué confrère et ami le Dr G. Daremberg.)

M. P..., pas d'antécédents de famille, santé excellente, se marie en

1866 avec une orpheline dont les deux ascendants directs étaient morts phthisiques. Sa femme tombe malade au milieu de l'année 1871 (toux, sueurs, etc.). Les accidents marchent très-rapidement dans les deux poumons. La malade, constamment veillée par son mari qui ne quitte pas sa chambre, part en décembre pour Cannes, et meurt en mars 1872 sans que son mari l'ait quittée un seul instant.

A la fin de l'année 1874, M. P... est pris, sans cause, de faiblesse, d'accidents gastriques et de toux sèche ; aux deux sommets, on entend de petits craquements. Le malade part pour Monaco, où il passe l'hiver. Il en revient très-amélioré, passe fort bien l'hiver de 1875, et se remarie à la fin de cette année avec une jeune fille très-bien portante et sans aucun antécédent tuberculeux. Pendant l'hiver de 1876, M. P... retombe malade et meurt, enlevé en quelques semaines par une phthisie rapide. En 1378, sa deuxième femme, qui l'avait soigné sans le quitter un instant, a succombé à la phthisie pulmonaire.

Obs. CVII. — (Communiquée par M. le Dr G. Daremberg.)

M. F..., très-vigoureux (1), grand chasseur, voit, après quelques années de mariage, sa femme être prise de phthisie pulmonaire (en 1876), et continue à cohabiter avec elle. En l'emmenant à Menton, en octobre 1877, il s'arrête à Marseille, reçoit la pluie pendant plusieurs heures en chassant les petits oiseaux dans la campagne de Marseille, et subit un refroidissement considérable, à la suite duquel il est pris d'une pleurésie occupant tout le côté droit. Première ponction donnant issue à un liquide séreux, fièvre intense, puis deuxième ponction, amenant un liquide purulent ; fièvre très-intense, drainage de la plèvre. Le malade arrive à Menton auprès de sa femme. On enlève le drain, en ne laissant qu'un petit tube en caoutchouc. Jusqu'en 1879, la fistule persiste, et dès qu'on retire le tube, les accès de fièvre reparaissent. En janvier 1879, on constate au sommet des deux poumons des craquements ; les doigts deviennent hippocratiques. Le malade a continué à soigner sa femme phthisique et à cohabiter avec elle. Sous l'influence d'un traitement approprié, la fistule se tarit ; mais les lésions pulmonaires, tout en restant localisées, demeurent manifestes.

(1) Il n'est pas question de l'hérédité dans cette observation, et le temps nous manque pour obtenir de M. Daremberg des éclaircissements sur ce point : mais le soin que nous avions pris dans une conversation préalable, de lui signaler cette cause d'erreur et de repousser à l'avance toute observation dans laquelle elle pourrait être invoquée, nous est un sûr garant que M. F... ne présentait pas d'antécédents héréditaires.

Réflexions. — Il convient de faire quelques réserves au sujet de cette observation : les adversaires de la contagion nous feront sans doute observer que l'existence d'une pleurésie purulente avec une fistule difficilement tarissable est un motif très-suffisant de tuberculisation. Cela est vrai et nous ne saurions y contredire ; mais n'est-il pas vrai aussi qu'il est assez étonnant de voir une pleurésie due à un simple refroidissement devenir purulente, et purulente avec persistance, chez un sujet parfaitement bien portant, et ne faut-il pas voir, dans cette tendance à la suppuration, la modalité particulière imprimée à une affection aiguë par un état diathésique dont la trace demeure appréciable après la guérison de la maladie intercurrente ? Si ce n'est qu'une hypothèse, elle nous paraît au moins aussi probable que l'hypothèse contraire.

Obs. CVIII. — (Communiquée par M. le Dr Daremberg.)

M. A.., d'une excellente santé, sans aucun antécédent, se marie en 1876 avec une jeune fille manifestement tuberculeuse. Pendant deux ans, il la soigna avec le plus tendre dévouement, et deux mois après sa mort il est lui-même pris d'une hémoptysie considérable.

Il arrive à Menton en décembre 1878 : fièvre, hémoptysies fréquentes, amaigrissement, anhélation, toux sèche, troubles gastriques, craquements au sommet droit, submatité et respiration faible dans tout le poumon droit, sueurs profuses. En avril 1879, M. A... part de Menton extrêmement amélioré, mais il conserve au sommet droit de la submatité et de la faiblesse respiratoire.

Obs. CIX. — (Due à l'obligeance de notre excellent ami M. le docteur H.-C. de Boyer, ancien interne des hôpitaux.)

Il s'agit d'une femme présentant les signes de début de la tuberculose, attribuant l'origine de sa maladie à la contagion, et dont le mari paraît lui même avoir été contagionné par sa première femme.

Le nommé Mathieu, peintre en bâtiments, jouissait d'une bonne santé ; on ne trouve chez lui aucun antécédent héréditaire ; en effet son grand-père paternel jouit d'une bonne santé ; son père est mort, il est vrai, de refroidissement, mais d'une façon purement accidentelle, après s'être jeté à l'eau pour sauver un enfant qui se noyait. Les grands parents maternels sont en bonne santé; la mère de Mathieu se porte bien; la sœur de Mathieu est d'une santé exubérante; enfin son frère est militaire en Afrique et récemment réengagé.

Mathieu avait 20 ans quand il s'est marié à Abbeville avec une première femme, blanchisseuse, âgée de 15 ans et demi, paraissant jouir d'une bonne santé, mais dont la grand'mère, la mère, l'oncle et la tante étaient morts de la poitrine; le père était mort d'accident.

Les époux sont alors venus s'établir à Saint-Denis; quatre enfants sont nés de ce premier mariage; l'aînée, une fille, est en traitement à l'hôpital des Enfants; les trois autres, un garçon et deux filles sont morts en bas âge, avec des convulsions et d'autres accidents paraissant tuberculeux.

Cette première femme, après avoir été malade pendant assez longtemps est morte poitrinaire en 1871.

Au cours de la maladie de sa femme, la santé du mari s'altère peu à peu, et il devient phthisique (le seul de sa famille). Il faisait, paraît-il, quelques excès alcooliques.

En 1872, Mathieu s'est marié avec une deuxième femme, qui, elle, ne présentait pas d'antécédents tuberculeux : le père de cette seconde femme est mort du choléra dans le département du Pas-de-Calais dont elle est originaire; la mère est morte de rhumatismes. Beaucoup de ses parents sont morts âgés et non phthisiques.

Cette femme a eu de Mathieu un enfant, et ce bébé est mort, comme le père, dit-elle, avec des convulsions, des étouffements et de la toux.

Mais cette femme, avait eu elle-même un premier mari, tué pendant la Commune de Paris, à l'âge de 43 ans, et dans la famille duquel il n'y avait aucun antécédent tuberculeux : le père de ce premier mari a actuellement 80 ans, et sa mère est morte à l'âge de 78 ans.

Madame Mathieu avait eu cinq enfants de ce premier mari : l'un est mort de convulsions avant l'âge de trois ans; mais il était né avant terme. Les quatre autres enfants se portaient bien jusqu'au second mariage de leur mère; cependant l'une des filles est un peu strumeuse. Depuis que ces enfants (ceux du second mariage et celle issue du premier mariage de Mathieu actuellement survivante), vivent ensemble et pendant qu'ils ont vécu avec le père, la mère a remarqué qu'ils s'étaient affaiblis et qu'ils « toussaillaient ». Quant à elle-même elle présente les signes de début de la tuberculose.

Réflexions. — Cette observation a d'autant plus frappé notre ami M. de Boyer qu'elle s'est offerte à lui pour ainsi dire spontanément : c'est pendant qu'il interrogeait la mère d'une petite malade entrée dans son service à l'hôpital des Enfants, que cette femme lui a raconté comment son second mari était devenu phthisique ; en poussant plus avant dans ce sens son interrogatoire, il a pu recueillir d'une façon très-complète et très-précise l'histoire de ces deux familles primitivement saines, que la tuberculose a successivement frappées par un enchaînement de faits qui ne nous paraît pouvoir relever que la contagion.

Obs. CX. * — (Due à l'extrême obligeance de notre ami le Dr H. Martin, ancien interne des hôpitaux.)

D... (Louise), âgée de 17 ans, entrée le 29 mars 1876 à l'hôpital Saint Antoine, salle Sainte-Marie, nº 5. Cette malade s'est toujours bien portée dans son enfance ; elle a été réglée à 15 ans, et a continué à l'être régulièrement depuis ce moment jusqu'à il y a deux mois ; c'est une jeune fille lymphatique, de constitution chétive, ayant les traits du visage frais, la peau transparente, blanche, se colorant en rose à la moindre émotion. Elle travaille depuis l'âge de 13 ans dans un atelier assez bien aéré, mais où elle fait une profession très-fatigante pour elle (elle découpe des boutons à la machine). Elle travaille treize heures par jour, sauf le dimanche et le lundi. Elle habite depuis déjà longtemps une petite chambre de 4 à 5 mètres carrés, au deuxième étage, assez bien aérée, mais où elle couchait avec sa mère, et dans ces derniers temps avec sa sœur et son beau-frère. Ce dernier, qui est mort de la poitrine a habité là pendant les six semaines qui ont précédé sa mort ; il avait tous les signes de la phthisie qui finit, crachats, sueurs, etc.

Notre malade, qui s'était très-bien portée jusqu'à cette époque, a commencé à tousser et à cracher quelques filets de sang quelques jours avant la mort de son beau-frère. Ces signes de début remontent à environ deux mois. Depuis lors, elle a un peu maigri, elle a perdu l'appétit, elle a rendu cinq ou six fois des crachats sanguinolents et elle a quelquefois des sueurs nocturnes. Pas de diarrhée ; pas d'aphonie.

Depuis un mois, elle a souvent des crampes d'estomac, pour lesquelles un pharmacien qu'elle a consulté lui a fait prendre de l'éther. Depuis le début de sa maladie (deux mois) elle a cessé d'être réglée ; elle n'a pas de pertes blanches.

Sa mère n'a jamais été malade.

Son père est menuisier, séparé de sa femme depuis seize ans ; il ne faisait pas d'excès de boisson.

Ils étaient deux enfants, nés de cette union ; 1º la sœur dont le mari est mort phthisique et qui est bien portante, 2° un frère de 22 ans, qui est militaire et bien portant.

La malade ne connaît que deux frères de son père, et tous deux se portent bien; mais le fils de l'un de ces frères vient de mourir de la poitrine à l'âge de 26 ans.

La mère a un frère et une sœur tous deux bien portants.

Etat de la malade. Appétit médiocre; elle se plaint de temps en temps d'un point de côté, siégeant ordinairement à gauche. Elle descend cependant au jardin quand le temps le permet.

Poumons. A gauche, dans la fosse sus-épineuse souffle aux deux temps, surtout à l'expiration, avec murmure vésiculaire sourd, comme lointain. Dans la fosse sous-épineuse, respiration sourde, un peu soufflante au niveau de la racine du poumon; plus bas, respiration à peu près normale. La respiration est à peu près normale aussi dans le poumon droit. En avant, à gauche, respiration puérile, un peu saccadée; à droite, respiration puérile.

La malade veut absolumant sortir le 13 avril.

Réflexions. — Le Dr Martin fait suivre cette observation des réflexions suivantes :

« Dans la famille de cette malade, il y a évidemment de l'hérédité pulmonaire (1), et néanmoins le contact de son beau-frère phthisique n'a-t-il pas été pour quelque chose dans le début de la maladie? Il est certain qu'habitant à quatre dans une chambre tout y était plus ou moins commun, surtout les ustensiles qui servaient à la nourriture; cette jeune fille a donc pu être contaminée.

Dans tous les cas, il faut, je crois, tenir compte de ce contact qui, portant sur plusieurs personnes, a influencé plus particulièrement notre malade, qui était jeune. Cependant

(1) Le temps nous manque pour remettre cette observation sous les yeux du Dr Martin; mais il nous paraît évident que cette phrase est un *lapsus calami*; en effet tous les renseignements consignés dans l'observation tendent à écarter l'hérédité : une seule personne de la famille est morte de phthisie; c'est un cousin de la malade et l'état de santé de toute la famille autorise à croire que ce jeune homme est mort d'une phthisie acquise.

en dehors d'une contamination possible, il faut tenir
compte de la fatigue et de l'insomnie qui ont ont pu être
occasionnées par un malade toussant et remuant nuit et
jour pendant six semaines,

OBS. CXI. — (Due à l'extrème obligeance de notre ami le D⁻ H. Martin,
ancien interne des hôpitaux de Paris).

E. F..., âgé de 48 ans, sculpteur, né dans le département de la Seine-
Inférieure, entré le 20 mars 1876, salle Saint-Lazare, n° 17.

Ce malade s'est très-bien porté pendant son enfance ; à l'âge de huit
ans et demi, il a commencé à travailler dans une filature, mais peu et
sans être surmené. À dix-huit ans, il s'est engagé et a fait ses sept
ans de service. Dès le début, il fut envoyé en Algérie, où il est resté
deux ans et demi ; il y a eu pendant six mois des fièvres intermittentes
pour lesquelles il a pris beaucoup de sulfate de quinine. Après le service, il est venu habiter Paris où il s'est marié deux ans après, à l'âge
de 27 ans. Il y a 16 ou 17 ans, il a eu pendant une quinzaine de jours
un mal de tête d'une violence inouïe pour lequel on lui a mis des sangsues sur un côté du cou ; il a pris en même temps du sulfate de quinine ; un médecin lui a même appliqué trois ou quatre fois l'électri-
cité.

Un ou deux ans après, à la suite d'une frayeur très-vive (un individu avait voulu le jeter par la fenêtre), il fut pris d'un point de côté à
droite, avec de la dyspnée et un peu de fièvre, et il dut garder le lit
pendant huit ou dix jours. On lui mit encore des sangsues. En dehors
de cela il s'est bien porté jusqu'à présent.

Son père qui était normand est mort à 65 ans, peut-être d'un cancer
de l'estomac ; mais on n'a pas sur ce point de renseignements bien
précis ; il buvait de l'eau-de-vie, mais sans faire de grands excès. Son
grand-père est mort à 94 ans.

Sa mère est morte quand il avait quatorze mois ; il ne sait ni de quoi
ni à quel âge ; tout ce qu'il sait, c'est qu'elle était très-forte, se portait
très-bien, et qu'elle est morte neuf jours après une très-vive frayeur.

Ils étaient sept enfants ; l'aînée, une sœur du malade, a 67 ans. Une
seule sœur est morte, à l'âge de 50 ans ; le malade croit qu'ils sont encore six, mais il n'a pas de nouvelles de sa famille, qui est dis-
persée.

Sa femme, qui avait 21 ans lorsqu'il l'a épousée, n'a jamais eu une
très-bonne santé ; elle toussait toujours un peu, et avait surtout des
quintes le matin ; elle était blanchisseuse, et son métier la fatiguait
beaucoup. Elle est morte de la poitrine à 42 ans. De son côté, il

étaient neuf enfants : une sœur de la malade est morte de la poitrine à 39 ans ; deux de ses frères sont également morts de la poitrine, l'un à 50 ans. Le père est un homme fort robuste, âgé de 76 ans, et encore bien portant. La mère est morte à 50 ans d'un cancer de la face. Il reste cinq enfants qui sont encore bien portants habituellement, mais qui deviennent facilement malades et qui sont chétifs.

Notre malade n'a pas eu d'enfant. Sa femme est restée 10 mois très-malade avant de mourir ; pendant tout ce temps, elle toussait et crachait beaucoup, et surtout elle suait énormément la nuît. Notre malade a néanmoins toujours couché avec elle. Ils étaient à cette époque, concierges à Passy, et ils couchaient dans une petite loge humide. Trois mois avant la mort de sa femme, ils ont dû quitter cette place et sont venus s'installer à Paris. A ce moment, le mari s'est beaucoup fatigué à travailler et à soigner sa femme nuit et jour. Déjà, à cette époque, il avait un peu de toux de temps en temps, mais il n'y faisait pas attention.

Toutefois, un mois environ avant la mort de sa femme, il a craché du sang. et c'est depuis lors qu'il est réellement malade ; à cette époque, il en a craché pour la première fois un plein mouchoir. Depuis lors, il en a craché un peu de temps en temps. Au mois de septembre dernier, il est resté ici vingt-cinq jours dans le service de M. Paul et il est sorti bien remis ; mais tout a reparu avec le froid, et après avoir travaillé tant qu'il a pu, il est resté six semaines dans sa chambre avant de revenir à l'hôpital.

A l'auscultation, on entend une respiration affaiblie dans toute l'étendue de la poitrine ; l'expiration est soufflante dans les fosses sus-épineuses ; cependant le malade se lève encore et descend au jardin.

6 avril. Le malade est extrêmement oppressé depuis le matin ; il asphyxie et n'a pu se lever, ni manger dans la journée. La respiration s'entend difficilement parce qu'elle se fait mal ; le malade rend des crachats rouillés, rappelant ceux de la pneumonie. Pas de râles crépitants.

Le 7. Etouffement extrême, sueurs ; il rend des crachats nummulaires types dans de la pituite incolore.

Les 8 et 9. Même état ; il prend de l'éther qui le soulage beaucoup.

Le 10. Même état ; il s'affaiblit de plus en plus ; la respiration devient plus pénible et plus rapide ; il a cependant toujours toute sa connaissance.

Le 11. Malgré la dyspnée, au lieu d'être à demi-assis comme toujours il n'a plus la force de garder cette position, et il est allongé dans son lit. Facies pâle, asphyxique, lèvres violacées.

A huit heures, mort. A sept heures, il était sans forces, mais avai
toute sa connaissance, qu'il a gardée jusqu'au dernier moment.

Autopsie. — 37 heures après la mort.

Poumons. Le poumon droit est adhérent au sommet : tous deux remplissent largement la poitrine ; ils sont emphysémateux sur les points non infiltrés de tubercules.

Le poumon droit est le plus altéré ; le lobe supérieur est induré (induration fibreuse, pneumonie interstitielle) ; au sommet, excavation pouvant contenir une noisette ; bronches dilatées en ce point ; au niveau des lobes moyen et inférieur ; infiltration de granulations disposées le long des vaisseaux.

Le poumon gauche présente la même altération interstitielle : granulations plus abondantes au sommet, et, entre les granulations, congestion.

Cœur. Cœur en forme de gibecière, chargé de graisse, décoloré, muscle friable (altération graisseuse) ; léger degré d'insuffisance aortique. Le ventricule droit est dilaté, ainsi que l'aorte ; mais il n'y a pas d'endartérite ; c'est une dilatation par simple altération graisseuse.

Foie. Péri-hépatite ; quelques plaques blanchâtres indurées à la coupe. Foie muscade.

Rate. Augmentée de volume ; assez ferme.

Reins. Léger degré d'hydronéphrose.

Vessie et prostate. Un peu hypertrophiées.

Congestion légère de l'intestin ; pigmentation de la muqueuse.

M. Lancereaux émet l'opinion que ce malade devait avoir depuis plusieurs années une pneumonie interstitielle par-dessus laquelle des tubercules étaient survenus dans ces derniers temps.

Réflexions. — Il résulte de cette observation que ce malade n'était nullement prédisposé par sa naissance à la phthisie, et qu'il a mené une vie tranquille, assez heureuse même, car il gagnait de quoi vivre à son aise. Il est vrai que pendant la maladie de sa femme il a supporté de grandes fatigues ; mais en outre il a été soumis à la contagion la plus directe, étant mouillé la nuit par des sueurs abondantes de sa femme, mangeant avec elle, etc. (1).

(1) Nous avons omis de noter l'état des poumons à l'entrée du malade : au sommet droit, submatité, élasticité diminuée en avant, et

CHAPITRE IV.

DÉDUCTIONS.

Nous avons exposé les faits ; il nous reste actuellement à tirer d'eux les enseignements qu'ils nous paraissent ca · pables de fournir. Nous le ferons avec une grande réserve, ainsi qu'il convient dans la discussion d'un problème dont les éléments sont singulièrement complexes ; mais en cherchant à nous inspirer de cette proposition formulée par un homme que nous nous honorons d'avoir toujours essayé de prendre pour maître en l'art de raisonner, par Auguste Comte : « *Toute la saine logique est réductible à cette seule règle : former toujours la plus simple hypothèse concordant avec les renseignements obtenus.* »

Eh bien ! dans le cas qui nous occupe l'hypothèse la plus simple, celle qui concorde le mieux avec les renseignements, c'est assurément celle de la contagiosité. Si cette notion de contagiosité ne résulte pas directement, et au même titre, de tous les cas que nous avons relatés, elle ressort au moins d'une façon très-nette de l'étude attentive d'un grand nombre d'entre eux, que nous avons signalés d'une façon particulière à l'attention du lecteur. Ces faits ne nous paraissant passibles que des objections générales habituellement dirigées contre la contagion de la phthisie, objections auxquelles nous avons essayé de répondre ail

---

sous la clavicule de ce côté, râles cavernuleux, quelques râles muqueux quand le malade tousse ; en arrière, du même côté, râles muqueux disséminés. A gauche, lésions moins avancées ; au sommet, en arrière, craquements humides ; expiration soufflante.

leurs (voy, chap. II), nous n'insisterons pas sur cette première déduction, et nous considérerons désormais la contagiosité de la tuberculose, non pas à la vérité comme rigoureusement démontrée, mais comme revêtant un caractère de probabilité qui équivaut presque à une démonstration.

Mais il ne suffit pas de savoir que la phthisie peut, dans certains cas, se transmettre par contagion : il serait utile de savoir quelles sont les conditions dans lesquelles cette contagion peut se produire et quelles sont les circonstances qui la favorisent.

C'est ce que nous allons maintenant essayer de rechercher.

On s'étonnera peut-être de ne pas voir adopter, dans les considérations qui vont suivre, la méthode numérique dont le caractère de précision apparente satisfait l'esprit au premier abord ; nous avons essayé de l'employer, et nous avons dû y renoncer ; les observations qui servent de base à ce travail sont trop disparates, trop inégales dans leur signification, trop compliquées dans leurs détails, pour que cette méthode ait paru devoir rendre ici des services appréciables. Ce que nous allons essayer de traduire, c'est l'impression générale qui, sur plusieurs points importants, se dégage de l'étude attentive des faits rapportés.

Un première donnée qui nous est fournie par cette étude est la suivante : pour que la contagion se produise, il faut habituellement que les rapports qui existent entre le sujet malade et le sujet sain soient prolongés et prennent un caractère d'intimité.

Il va de soi que l'état qui réalise le plus complétement les conditions qui viennent d'être énoncées, est celui que caractérisent les relations sexuelles, légitimes ou non ; mais pour ne pas être accusé, en vertu des analogies que

nous avons établies ailleurs, de comparer la contagiosité
de la phthisie à celle de la syphilis par exemple, nous nous
hâtons de déclarer que le coït en lui-même ne paraît guère
devoir être incriminé ; ce qui, dans la vie conjugale paraît
jouer un rôle important, c'est bien plutôt le fait de partager la même chambre, le même lit, le même air, et de par-
ticiper ainsi à tous les échanges, pulmonaires ou cutanés,
qu'entraîne fatalement la cohabitation. Que la répétition
fréquente de l'acte génital puisse en exagérant la sudation,
en multipliant les contacts et en les rendant plus étroits,
en accélérant les mouvements respiratoires et en augmen-
tant leur activité, réaliser les conditions les plus favorables
à la contagion, cela doit être, et cela est sans doute ; mais
cette influence est assurément peu considérable comparée à
celle qu'exerce la cohabitation pure et simple ; d'ailleurs,
cette cause n'agit pas aussi souvent à beaucoup près qu'on
le pensait autrefois ; on ne croit plus guère aujourd'hui à
cette ardeur génitale exagérée des phthisiques que signa-
laient autrefois des médecins à l'esprit plus poétique qu'observateur ; et si, dans un certain monde, on rencontre encore quelques jeunes hommes qui, se sentant et se sachant
phthisiques, et voulant se faire la vie courte et bonne,
cherchent dans des voluptés, parfois laborieuses, l'oubli
du mal qui les condamne, tous ceux qui ont interrogé dans
ce sens les malades de nos hôpitaux ou de leur clientèle,
savent avec quelle franchise presque tous accusent une
diminution marquée de l'activité génésique.

Mais, ce qui démontre bien mieux encore combien l'influence des relations sexuelles (sous le bénéfice des réserves relatives à la gestation) est peu considérable, presque négligeable, c'est le chiffre relativement important des
cas où la contagion s'est effectuée absolument en dehors de
cette influence.

Ces cas sont assez nombreux dans les observations que nous publions; on en trouvera notamment un exemple très-instructif et très-concluant dans l'une des observations tirées du mémoire de M. Bergeret (d'Arbois).

Nous aurons à revenir sur les circonstances adjuvantes de ce genre de contagion ; mais dès à présent se pose une question qu'il faut résoudre : Dans la vie conjugale la contagiosité de la phthisie s'exerce-t-elle de préférence du mari à la femme ou de la femme au mari?

L'examen des faits en général, et en particulier de ceux qui ont été communiqués à la Société clinique de Londres par le D\u1D63 H Weber (1), permet de conclure que la tuberculose se transmet plus souvent par contagion du mari à la femme que de la femme au mari. La prédominance en faveur de la contagion du mari à la femme est même assez considérable.

Au premier abord, à moins d'invoquer les conditions meilleures de résistance dans lesquelles sa vigueur habituellement plus grande place l'homme relativement à la femme, — ce qui est une raison bien vague, — cette prédominance ne s'explique pas, et l'on pourrait être tenté d'y voir une simple coïncidence : en cherchant plus attentivement, on en trouvera peut-être l'explication dans les vues ingénieuses qu'un maître regretté, M. le professeur Gubler, exposait en 1866 devant la Société médicale des hôpitaux (2) à propos de la contagion de la tuberculose. Gubler pensait que si, dans certains cas, un fœtus syphilitique peut, grâce aux échanges perpétuels qu'il entretient avec l'or-

(1) Voy. obs. 89 et seq. Il est bon d'ajouter que ces neuf cas sont choisis parmi ceux, beaucoup plus nombreux, que ce médecin a eu l'occasion d'observer : faute de ce renseignement, leur caractère d'uniformité pourrait étonner le lecteur.

(2) Bullet. et Mém. de la Soc. méd. des hôp. de Paris, 1865-1866.

De Musgrave Clay.   7

ganisme maternel, syphiliser une femme, en dehors de toute contamination directe, il n'y a pas de bonne raison pour que, par un processus analogue, un fœtus tuberculeux ne puisse pas tuberculiser sa mère. Il n'y a, dans cette supposition, rien qui répugne à l'esprit ; il n'y a dans les faits rien qui la rende inacceptable : dans les neuf cas de Weber, cas dans lesquels, ainsi qu'il a été dit, la transmission s'est constamment opérée du mari à la femme, il y en a huit où il y a eu des enfants ; dans le neuvième il n'y a pas de renseignements à cet égard. Le Dr Weber a du reste songé à ce mode de transmission, car toutes les fois qu'il a eu occasion de pratiquer l'autopsie, il a pris le soin peut-être excessif de rechercher la présence de tubercules dans l'utérus ; il n'en a d'ailleurs jamais trouvé. Dans la plupart des autres cas de contagion du mari à la femme, celle-ci avait presque toujours eu soit des enfants, soit des fausses couches. Faut-il en conclure que Gubler avait raison et que la gestation peut devenir et devient habituellement un des modes de contagion ? Une pareille conclusion, basée sur le nombre restreint de faits dont dispose la science, serait au moins prématurée ; mais l'hypothèse n'a rien d'invraisemblable ; elle est plutôt séduisante, et a tout au moins le droit de rester debout jusqu'à ce qu'il soit possible de la vérifier.

L'influence du sexe est appréciable, et il est certain que les femmes sont plus souvent contagionnées que les hommes ; mais dans le cas où la théorie qui vient d'être discutée viendrait à être reconnue vraie, elle suffirait à expliquer cette prédominance. Il est juste de dire toutefois qu'à cette cause viendraient s'en ajouter d'autres, tout au moins adjuvantes : c'est ainsi que, par la nature même de leurs occupations, les femmes sont moins souvent appelées au dehors que les hommes, qu'elles vivent beaucoup chez

elles, et par conséquent demeurent plus longtemps au sein
du foyer d'infection, et renouvellent moins souvent l'air
qui est appelé à passer dans leurs poumons ; enfin les femmes apportent dans les soins qu'elles donnent aux malades
plus de dévouement, plus d'assiduité, et qu'on nous permette ce mot, plus d'intimité que les hommes : autant de
causes qui justifient la facilité plus grande avec laquelle
elles peuvent être contagionnées.

L'âge n'est pas sans exercer une certaine influence, et il
ressort de l'étude des faits que les individus jeunes, quel
que soit leur sexe, sont plus accessibles à la contagion. Il
n'y a là du reste rien d'exceptionnel, et personne n'ignore
ques les gens âgés sont moins aptes que les personnes jeunes à contracter les maladies contagieuses. Aussi doit-on
considérer comme fort louable le conseil que donne
M. Bergeret de faire autant que possible soigner les phthisiques par des personnes âgées. Mais il faut savoir aussi que
ces personnes ne sont pas toujours mises, par le seul fait de
leur âge, à l'abri de la contagion ; on a pu voir en effet,
par la lecture des observations, qu'un certain nombre de
personnes avaient pu devenir victimes de la contagiosité
de la phthisie, à un âge relativement avancé, entre 40 et
55 ans, par exemple, bien que la seconde moitié de la vie
soit évidemment une époque peu favorable à l'éclosion et
au développement de la tuberculose.

Bien que les habitudes et le genre de vie des malades
contagionnés soient rarement notés dans les observations
et qu'il existe à cet égard une regrettable pénurie de renseignements, il paraît probable que la vie sédentaire, l'habitude de sortir peu au grand air rendent la contagion
plus facile ; il est au reste parfaitement logique d'admettre
que les personnes qui restent exposées plus longtemps que
d'autres à l'action de l'agent contagieux, quel qu'il soit,

et qui se privent d'autre part de respirer largement, et à pleins poumons, comme on dit vulgairement, un air pur et sain, soient plus exposées que les autres à subir l'influence nocive de cet agent.

Une autre question qui se pose d'elle-même est la suivante : Y a-t-il une période de la maladie où celle-ci soit particulièrement apte à se transmettre à un individu sain? On peut répondre sans crainte d'être démenti par les faits que *dans la majorité des cas* c'est à une période avancée que la contagiosité produit ses redoutables effets : on voit en effet dans presque toutes les observations que c'est ou pendant les derniers temps de la vie du malade, ou peu après sa mort que le sujet primitivement sain commence à présenter des signes de tuberculisation ; mais cette règle n'est pas absolue; dans plusieurs cas on a vu un individu présentant uniquement des signes de début communiquer néanmoins la maladie; et, à ce point de vue, la première des observations de Weber (1) présente une particularité digne de d'être notée. En effet, le sujet contagionnant pouvait presque être considéré comme guéri à l'époque où il contagionnait les femmes qu'il a successivement épousées, et ce n'est qu'après la mort de la dernière que la tuberculose s'est réveillée chez lui et l'a emporté.

On peut encore se demander quelles sont habituellement la forme et la marche des phthisies acquises par contagion : ici l'observation répond d'une façon encore plus nette. Il est tout à fait exceptionnel de voir la tuberculose par contagion suivre une marche lente ; presque toujours, au contraire, les symptômes de ramollissement et d'excavation se succèdent avec rapidité, et le malade est enlevé dans un temps beaucoup plus court que celui que le sujet conta-

(1) Voy. obs. 89 .

gionnant avait mis à mourir. Il ne faudrait pas cependant donner à cette phthisie, comme le font les auteurs dans quelques observations, la qualification de phthisie galopante ; ce sont des phthisies rapides, et c'est déjà bien assez.

La forme granuleuse, asphyxiante (tuberculose miliaire aiguë, granulie) ne paraît pas avoir été observée.

Enfin, chez l'enfant nouveau-né, il semblerait que la tuberculose acquise par contagion puisse donner lieu à des déterminations méningées ; c'est du moins ce qui résulte de la très-curieuse observation de Reich (1), dans laquelle on voit toute une série d'enfants, contagionnés par une sage-femme, mourir de méningite tuberculeuse dans le cours de leur première année.

C'est peut-être ici le lieu d'ajouter que la séparation complète du malade et du sujet qui commence à se contagionner a eu dans quelques cas, sur la santé de celui-ci, une très-heureuse influence ; on place ainsi dans les conditions d'une phthisie acquise et tout à fait au début un sujet qui présente d'ailleurs d'excellentes conditions de résistance et l'on peut, sans trop grande présomption, espérer que l'on enrayera la maladie : des succès de ce genre sont constatés dans quelques observations, et notamment dans l'une de celles qu'a bien voulu nous communiquer le Dr Henrot (2).

Nous serons bref en ce qui touche la nature du *contagium*, et le mode suivant lequel s'effectue la contagion.

Il ne nous paraît pas que dans l'état actuel de la science, la question des contages soit suffisamment élucidée pour que l'on puisse, avec quelque profit, discuter ou disserter

(1) Voy. obs. 98.
(2) Voy. obs. 103.

sur ce qu'est, ce que n'est pas ou ce que pourrait être le contagium tuberculeux.

Quant au mode suivant lequel s'effectue la contagion, il est un peu mieux élucidé : il est probable que des particules (nous employons à dessein ce mot dont l'acception très-vague ne préjuge aucunement la nature du contage) provenant des divers produits d'élimination du sujet malade (air expiré, crachats, et peut-être sueurs) se trouvent en suspension dans l'atmosphère de l'appartement, et sont introduites par la respiration dans les poumons de l'individu sain.

Cette théorie de la suspension dans l'air des agents contagieux est adoptée par Lionel Beale (1), qui les considère comme des germes de tubercule vivant, des bioplasmes tuberculeux.

M. Dieulafoy s'y rattache également dans les termes suivant : « Nous verrons plus loin (et Chalvet l'a démontré) que l'air peut se charger de matières morbides et transporter ainsi la maladie contagieuse » (2).

C'est d'ailleurs la seule façon d'expliquer un certain nombre de cas dans lesquels des individus sont devenus phthisiques pour avoir habité un appartement qu'avaient précédemment occupé des tuberculeux, et qui, sans doute, avait été mal aéré et mal nettoyé.

Des tentatives intéressantes ont été faites récemment en Allemagne pour vérifier expérimentalement ces données, restées jusqu'ici un peu théoriques. Un médecin distingué, le Dr Tappeiner, de Méran (3), a institué trois séries d'ex-

---

(1) Lionel Beale. Disease germs, their nature and origin, 2e éd. Londres, 1872, p. 152 et 153.

(2) Dieulafoy. De la contagion. Thèse d'agrég., 1872, p. 25.

(3) Tappeiner. Virchow's Arch., 1878, t. XLVII, p. 393.

périences qui ont porté sur un total de 11 chiens ; il a dilué des crachats de phthisiques et a fait subir à ces chiens (nous n'entrons pas dans le détail des expériences) des pulvérisations de ce liquide, à des intervalles et pendant des temps variables. Tous ces chiens, sauf un, ont présenté des signes non équivoques de tuberculose à l'autopsie. Il en conclut que c'est par les crachats principalement, sinon exclusivement, que se produit la contagion ; il a pu constater en outre qu'il suffit d'une quantité extrêmement minime de crachat pour obtenir les résultats qu'il signale.

Il est vrai que Schottelius (de Würzbourg) (1) a contesté ces résultats ; mais Tappeiner a répété depuis ses expériences, et cela avec le même succès que la première fois.

Enfin, s'il nous était permis de formuler une hypothèse, nous nous demanderions si, accidentellement, dans le cours par exemple d'une bronchite, il ne peut pas se produire sur la muqueuse bronchique une irritation suffisante pour amener de petites érosions, véritables surfaces d'absorption, très-limitées peut-être, mais néanmoins suffisantes pour devenir une porte d'entrée ; le contage entrerait alors *par effraction*, comme le disait spirituellement Ricord, en parlant de la syphilis. Nous donnons pour ce qu'elle vaut cette hypothèse, que nous ne pouvons actuellement étayer d'aucun fait, et dont la vérification présente d'ailleurs des difficultés presque insurmontables.

'—Nous ne croyons pas devoir nous attarder à déduire soit des observations, soit des considérations qui précèdent, les règles relatives à l'hygiène et à la prophylaxie dans leurs rapports avec la tuberculose. Ces règles découlent si naturellement de ce que nous venons d'ecrire, que nous croi-

(1) Centralblatt, 1878, p. 18.

rions perdre notre temps et celui de nos lecteurs en nous appliquant à les formuler.

La difficulté ne consiste malheureusement ni à les connaître, ni à les prescrire, mais bien à les faire suivre.

CHAPITRE V

DE LA CONTAGION PAR L'ALIMENTATION

La question de la contagion par alimentation, c'est-à-dire par l'ingestion soit de viandes, soit de lait provenant d'animaux tuberculeux, ne nous paraît pas rentrer directement dans notre sujet ; c'est pourquoi nous la traiterons brièvement, renvoyant pour plus de détails le lecteur aux travaux de MM. Chauveau et Colin et à l'excellent exposé de la question qui se trouve dans la thèse de concours du D⁻ P. Spillmann (1).

Le premier fait relatif à la transmission de la tuberculose par ingestion de produits tuberculeux est, croyons-nous, le suivant, qui a surtout un intérêt historique :

« Une femme, âgée de 58 ans, souffrant depuis plusieurs années de phthisie pulmonaire, avait un chien de chambre qui, durant une année, avala avec avidité les crachats purulents de la malade. Déjà, au bout de six mois, le chien rendit du pus en toussant ; il devint maigre et creva ; la malade se procura un autre chien âgé d'une année, d'un

(1) P. Spillmann. De la tuberculisation du tube digestif. Th. d'agr. Paris, 1878.

pied de haut ; celui-ci, quoiqu'on lui donnât du lait et de la viande, témoigna le même goût que son prédécesseur. Six mois après, il devint aussi malade, et creva au bout de vingt semaines. En ouvrant la poitrine, on trouva les deux poumons presque entièrement détruits par la suppuration » (1).

« Ces faits, dit M. Spillmann, passèrent inaperçus et il en fut de même de ceux rapportés par Albers en 1834, et par Klenke en 1843 » (2).

C'est en 1869 que pour la première fois M. le professeur Chauveau recherche les effets de l'ingestion des matières tuberculeuses dans les voies digestives : chez toutes les génisses qui avaient servi à ses expériences, il trouva les signes d'une tuberculose plus ou moins généralisée.

Des expériences analogues, instituées par M. le professeur Villemin, donnèrent des résultats semblables.

En 1870, Jacobs cite des cas où des chiens sont devenus tuberculeux pour avoir avalé des crachats de phthisiques (3), et les résultats obtenus sur des cobayes par M. le professeur Parrot concordent avec les précédents.

Pour Klebs (4), les altérations intestinales que l'on constate chez les tuberculeux n'auraient pas d'autre origine que l'ingestion des produits tuberculeux ; il y aurait là une sorte d'auto-infection. Dans son excellente étude, M. Spillmann ne paraît pas se rallier à cette opinion.

Les expériences de deux vétérinaires hanovriens, MM. Harniz et Gunther (5), ne concordent pas sur tous les

(1) Malin. Gazette médicale, 1839, p. 634.

(2 G. Daremberg. De l'expectoration dans la phthisie pulmonaire. Th. de Paris, 1876.

(3) Jacobs. Presse médicale belge, 1870.

(4) Klebs. Traité d'anat. path., 1876.

(5) Magasin de Berlin, 1871.

points avec celles de M. Leisering, professeur à l'école
vétérinaire de Dresde; celles de Zürn (d'Iéna) sont toutes
favorables à la contagion, tandis qu'en 1873, Colin (d'Al-
fort) communique à l'Académie le résultat de trente essais
d'infection tuberculeuse, tous négatifs.

On le voit, malgré de remarquables travaux, la question
de la transmission de la tuberculose par l'ingestion de
viandes tuberculeuses n'est pas résolue, et peut-être faut-il
penser avec M. le professeur Chauveau que, très-proba-
blement, « la viande, sans adjonction de ganglions infectés,
n'est pas douée de propriétés nocives bien actives » (1).

Mais, au point de vue de l'hygiène publique, une autre
question se présente, non moins importante, plus délicate
peut-être : la contagion de la tuberculose peut-elle s'exercer par l'ingestion du lait, quand ce lait provient d'animaux
phthisiques?

Pas plus dans ce cas que dans le précédent, il n'est possible de donner au problème une solution nette et précise.

« Si en France, dit M. Spillmann (2), tout le monde nie
la transmissibilité de la tuberculose par le lait de vaches
phthisiques, dans presque tous les autres pays de l'Europe,
en Angleterre, en Suisse, en Bavière, en Saxe, en Prusse,
les professeurs les plus éminents des écoles vétérinaires
considèrent cette transmission comme démontrée ou comme
probable. »

Les expériences de Gerlach (3), très-intéressantes et
très-bien instituées, concluent toutes en faveur de la transmission ; celles de Klebs (4) ont donné les mêmes résul-

(1) Spillmann. Loc. cit., p. 210.
(2) Spillmann. Loc. cit., p. 210.
(3) Gerlach. Virchow's Arch.. 1870, t. LI, p. 290-307.
(4) Arch. f. exp. pathol. und Pharm. Leipzig, 1873, t. I, p. 163.

tats ; elles ont montré en outre que le degré de la tuberculisation chez l'animal n'influait pas sur l'activité de la contagion, et que les procédés culinaires habituels ne suffisaient pas toujours à 'éteindre cette propriété contagieuse.

Les recherches de Bollinger (1) et de Fleming (2) ont confirmé celles des auteurs que nous venons de citer.

En revanche, les expériences de Möller (3) et de Schreiber (4) n'ont donné que des résultats négatifs.

Ajoutons enfin, pour terminer ce rapide exposé, que pour M. Chauveau, des doses infiniment petites suffisent pour produire l'infection. « Il ne croit pas cependant qu'elle puisse être engendrée par le lait seul, si le trayon ne présente pas une lésion tuberculeuse, si petite qu'elle soit. Le sang ne lui paraît pas non plus infectieux, pas plus que celui de la clavelée ou de la vaccine, mais le tissu d'un ganglion malade l'est au plus haut degré » (5).

On le voit : dans cette grave question de la contagion de la tuberculose par l'alimentation, le dernier mot n'est pas dit, et le débat n'est pas clos : mais les pièces du procès suffisent à tracer la voie que doit suivre l'hygiéniste ; et c'est le cas où jamais, dans le doute, de s'abstenir de livrer à la consommation des produits dont le caractère nocif n'est peut-être pas encore rigoureusement démontré, mais dont l'innocuité demeure bien plus problématique encore.

(1) Ibid., août 1873, p. 356 à 375.
(2) British and Foreign med. chir. Review. Octobre 1874, p. 461 et seq.
(3) Zeitschrift f. med. Wissensch.
(4) Inaug. Dissert. Berlin, 1875.
(5) Hipp. Martin. Recherches anatomo-pathologiques et expérimentales sur le tubrcule. Th. de Paris, 1878, p, 135.

CONCLUSIONS.

I. La phthisie ou tuberculose [pulmonaire peut être acquise par contagion.

II. Les faits actuellement connus de contagion sont trop peu nombreux, et souvent trop peu comparables entre eux pour que l'on puisse déterminer *avec précision* les circonstances dans lesquelles cette contagiosité entre en activité.

III. Cependant on peut considérer comme des conditions favorables à la contagiosité :

1° La vie en commun, surtout pendant la nuit, dans un appartement où le renouvellement de l'air est insuffisant.

2° Les relations sexuelles.

3° La gestation, dans le cas de tuberculose du mari.

4° Le sexe féminin (peut-être à cause du motif précédent.)

5° La jeunesse du sujet sain.

6° La vie sédentaire de la personne exposée à la contagion.

7° L'état avancé des lésions locales chez le sujet tuberculeux.

IV. Les faits actuellement connus, s'ils ne sont pas rigoureusement démonstratifs de la contagiosité de la phthisie, sont au moins de nature, non-seulement à justifier, mais à imposer toutes les précautions hygiéniques que peuvent suggérer les conclusions qui précèdent.

V. Le mode suivant lequel s'exerce la contagiosité demeure, dans l'état actuel de la science, indéterminé.

VI. Il est probable néanmoins que la contagion est due à la suspension, dans l'air, de particules résultant de la dessiccation des divers excreta du phthisique (crachats, sueurs, etc.).

VII. Il est possible que l'air ainsi contaminé ne prenne un caractère nocif que lorsque les particules qu'il contient rencontrent dans l'arbre bronchique des surfaces accidentellement érodées ou irritées et par conséquent absorbantes.

Toutefois, il n'y a là qu'une vue théorique, personnelle à l'auteur, et dont la réalité reste tout entière à vérifier.

VlII. Il est probable que la contagion par l'alimentation est possible; les présomptions en faveur de cette opinion sont suffisantes pour que l'hygiène publique les prenne en sérieuse considération.

TABLE DES MATIÈRES

Chapitre Ier. — Aperçu historique sur la contagiosité de la phthisie pulmonaire. 7

Chapitre II. — Objections. 16

Chapitre III. — Observations. 23

Chapitre IV. — Déductions. 98

Chapitre V. — De la contagion par l'alimentation. 108

Conclusions. 132

Paris. — A. PARENT, imprimeur de la Faculté de Médecine, rue M.-le-Prince, 29-31.